PAZ PELA PAZ

O Movimento Internacional Pela Paz e Não Violência – MOVPAZ – nasceu na cidade de Feira de Santana, BA, em 1991 e tem como objetivo principal implantar a Cultura da Paz em nossa sociedade. O Projeto tende a se transformar em um grande rio de Paz, recebendo em si mesmo numerosos outros afluentes, que são contribuições em favor da Paz e se encontram separados em diferentes pontos da sociedade, a exemplo desta obra, *Convite à não-violência,* do prof. Hermógenes, que se assemelhando a uma pedra preciosa agora se junta a outras preciosidades, porém presa a um mesmo fio que as reúne: O Projeto Paz Pela Paz.

Este livro integra este projeto por ser uma produção literária de importante relevância para a implantação da Cultura da Paz. Em parceria com seu autor e a editora Record, o MOVPAZ disponibiliza mais um produto, que integra uma das ações do Projeto Paz Pela Paz: "Paz nas escolas", embora o seu conteúdo ultrapasse as fronteiras dos estudantes convencionais, para alcançar a todos nós, seres humanos que ainda somos estudantes da escola da vida.

Ao terminar suas páginas, nós o convidamos para que seja um voluntário da Paz, um ativista da Não-Violência, fazendo parte desta grande rede de pacifistas, irmanada com determinação e coragem em um Projeto que pretende construir e organizar a Paz, do Nordeste para o Brasil, e do Brasil para o mundo. Mas antes que isto aconteça esperamos ter alcançado sua mente e o seu coração. Paz Pela Paz.

Clóvis S. Nunes
Coordenador Internacional do MOVPAZ

Obras do autor publicadas pela Nova Era:

Autoperfeição com Hatha Yoga
Canção universal
Cintilações
Cintilações 2
Dê uma chance a Deus
Deus investe em você
O essencial da vida
Mergulho na paz
Saúde na terceira idade
Saúde plena: yogaterapia
Setas no caminho de volta
Superação
Viver em Deus
Yoga: caminho para Deus
Yoga para nervosos
Yoga: paz com a vida

HERMÓGENES

Convite à não-violência
Em paz com o mundo

Edição revista e ampliada

4ª EDIÇÃO

NOVA ERA

Rio de Janeiro
2002

CIP-Brasil. Catalogação-na-fonte
Sindicato Nacional dos Editores de Livros, RJ.

Hermógenes, 1921-
H475c Convite à não-violência: em paz com o mundo /
4ª ed. Hermógenes. – 4ª ed. – Rio de Janeiro: Record: Nova
Era, 2002.

ISBN 85-01-02454-6

1. Yoga. 2. Ahimsa. I. Título.

CDD – 181.45
00-1298 CDU – 1(54)

Impresso no Brasil

ISBN 85-01-02454-6

PEDIDOS PELO REEMBOLSO POSTAL
Caixa Postal 23.052
Rio de Janeiro, RJ – 20922-970

Sumário

REPORTAGEM DA VIOLÊNCIA

A imprensa brasileira conta como Laura, de 23 anos, carregando ao colo Talita, sua filhinha de 8 meses, entrou no banco para abrir uma poupança em nome da menina. Mas também entraram sete homens armados dispostos a matar e levar o dinheiro. Um deles, incomodado pelo choro da criança, ordenou a Laura: "Manda essa praga calar a boca ou eu atiro nela." A menina não parou de chorar. O bandido fez pontaria, a menos de um metro, e disparou seu .45, a bala varando o crânio da menina e se alojando no peito materno. Ambas morreram. Seguiu-se uma chacina com a presença da polícia. Cinco bandidos foram mortos. Seis policiais saíram feridos e mais um dos clientes do banco... Que horror, meu Deus!

REPORTAGEM DA NÃO-VIOLÊNCIA

"Foi bom quando estive junto de minha esposa e de minha filha, e é claro que sentirei falta delas. Mas sei que estão bem porque estão com Cristo. Não odeio, pois em meu coração não há espaço para o ódio. Estas coisas acontecem porque as pessoas não têm Cristo no coração", declarou à reportagem o pai de Talita e esposo de Laura.

Em pronunciamentos posteriores, assim falou: "Acho que os sentenciados devem passar por um processo de regeneração."

Dias depois, estava falando para os cem detidos na Cadeia Municipal de Rio Claro, tentando convencê-los a buscarem Cristo, convidando-os para uma conversão verdadeira, convidando-os, com suas palavras, mas principalmente com seu exemplo, para a "não-violência". Vladimir Tomarevski, ainda envolvido pela dor crucial, sentiu empatia por todas as vítimas da violência urbana: "O sentimento da perda é igual para todos. Perdi minha esposa e minha filha, mas existem outras pessoas que perderam entes queridos e seus casos não tiveram repercussão."

FELIZES OS MANSOS, PORQUE ELES HERDARÃO A TERRA.
FELIZES OS PACIFICADORES,
PORQUE SERÃO CHAMADOS FILHOS DE DEUS.

Sermão da Montanha

Estava concluindo a redação deste livro, quando tomei consciência de ambas as reportagens: a da violência e a da não-violência.

A você, irmão Vladimir Tomarevski, com 25 anos biológicos e milhões de anos na vanguarda da humanidade violenta; a você que, no cemitério, deu um tal testemunho de *ahimsa*, ensinado e exemplificado por nosso Mestre comum — o Cristo; a você que soube amortizar a dor, perdoar o desgraçado assassino-assassinado, estender sua compaixão a outras vítimas e mesmo a todos os homicidas; a você que provou, com seu comportamento, que é possível e sábio ser não-violento, meu abraço fraterno, agradecendo, admirando e desejando que ninguém mais esqueça seu grandioso testemunho, minha homenagem.

O Convite

Parece estranho e inaceitável um *convite à não-violência*, feito em plena maré montante de violência. No entanto, não tem parecido estranha a convocação de *campanhas contra a violência*, inclusive, se preciso, usando a violência.

A verdade é que as *campanhas contra a violência* em nada ajudaram, pois a crueldade dia a dia se manifesta crescendo em quantidade e em aspectos que degradam o gênero humano. Um movimento *contra* naturalmente desperta resistência. Assim, a violência, se agravando, tem se defendido da *contraviolência*.

O que faço não é contra a violência, mas em favor da não-violência. Não pretende vencer algo ou alguém. Não visa a sufocar, esmagar, deter... Pretendo, isto sim, que o ser humano se harmonize, se purifique e se sublime até se tornar correto, veraz, amoroso, tranqüilo e não-violento, liberto de ressentimento, ódio e maldade, isento de paixão vingativa.

Outra face bem nítida do *convite* é que ele não visa a "ajudar" os demais a serem não-violentos. O convite é para que cada um venha a se transformar. O convite é feito em termos propostos por Cristo: "tira primeiro a trave de teu olho e só depois tira o argueiro do olho de teu irmão". Quando a gente atinge brandura, mansidão, benevolência, compaixão, complacência... é que pode ajudar os outros a também operar a libertadora mudança. Assim, o convite é a VOCÊ que eu faço.

Todos temos dentro de nós verdadeiras molas comprimidas prontas a pular, temos cargas energéticas reprimidas, predispostas a detonar. Sem que o percebamos, nos esconderijos da mente e mesmo nos tecidos orgânicos, guardamos núcleos de tensões que podem, inesperadamente, romper as represas e se manifestar como ira. Todos temos dentro de nós germes de ressentimentos, invejas, desejos egocêntricos que podem gerar crises de agressividade violenta.

O *convite* insiste em que precisamos compreender bem a natureza e os mecanismos da violência e, conseqüentemente, esforçar-nos para conhecer-nos, pois, com base em tais conhecimentos, é que alcançamos a necessária reeducação, que nos tornará não-violentos. Praticaria violência contra si mesmo aquele que, sem o fundamento da compreensão imprudentemente pretendesse, pela repressão, fazer-se não-violento.

Reeducar-nos para a não-violência é um empreendimento grandioso e sublime, que não nos permite negligência, covardia, preguiça, equívocos e principalmente auto-embuste. Mas, vale todo o esforço.

A não-violência, conforme Jesus e outros Mestres ensinaram e Mahatma Gandhi tão fielmente praticou em nossos dias, é uma conquista sublime. É a conquista da própria invencibilidade. É viver feliz. É ser dono do maior poder — o Amor. É expandir-se nos céus da libertação.

Este livro se propõe a ajudá-lo neste caminhar para "a Paz, que transcende a humana compreensão". Provocará sua reflexão sobre verdades ensinadas pelos Mestres de todos os tempos, e lhe fará sugestões sobre como se conduzir neste processo evolutivo, que, em síntese, consistirá na progressiva superação da ignorância e do egoísmo.

A violência — seja a de um terrorista, a de um assaltante ou a de um administrador corrupto, e mesmo a nossa própria (tão sutil!) — é proporcional à intensidade dos apegos e das aversões que movem a mente humana. Apegos e aversões são proporcionais ao egocentrismo, e este, por sua vez, é gerado pela ignorância em relação àquilo que na realidade somos.

Uma pessoa sábia é mansa e benevolente, porque não tem apegos e aversões, e assim é porque sente em si a Unidade Essencial de todos os seres, isto é, porque já superou o egoísmo. O homem bruto, ao contrário, intoxicado de egoísmo, é ofendível em extremo, é feroz defensor de seus apegos, e terrível ofensor de seus desafetos. A conquista do estado de não-violência só é possível na medida em que conseguirmos crescer na sabedoria, que nos liberta do compulsivo desejo de possuir, dominar, crescer, gozar, que nos livra do neurótico odiar e querer destruir. A sabedoria nos salvará do medo. O homem apavorado se torna perigoso e violento em seu descontrole. Sabedoria gera não-violência; e a não-violência, sabedoria, num benfazejo círculo virtuoso.

Os violentos são infelizes. Só os infelizes agridem. Cultivar não-violência é um caminhar para a felicidade. A violência é a manifestação externa do conflito, do vazio, do tédio e do medo que estão dentro da alma. O Yoga, como método de vida, pode criar as condições necessárias a chegarmos à não-violência. Reciprocamente, o Yoga — a grande meta — só é possível aos não-violentos. *Ahimsa* (não-violência) é, com razão, o primeiro item da ascese yóguica.

A você que aspira ao Yoga, à sabedoria, à paz, à felicidade, à saúde, à serenidade, dirijo este CONVITE À NÃO-VIOLÊNCIA.

Manifesto pela Não-Violência

"O mundo de amanhã será (deve ser) uma sociedade baseada na não-violência. Pode parecer um objetivo longínquo, uma inviável utopia. Mas não é inviável para aquele que começa a praticar aqui e agora. Um indivíduo pode adotar a forma de vida do futuro — a não-violência — sem ter de esperar pelos outros. E se um indivíduo pode fazê-lo, não o poderão os grupos? Nações inteiras? Muitos homens hesitam em dar começo porque sentem que o objetivo não pode ser alcançado por completo. Tal atitude mental é precisamente nosso maior obstáculo para o progresso — um obstáculo que cada homem, se sozinho decidir derrubar, pode derrubar." (Gandhi: Liberty — Londres.)

Pelo que você pode ver do que hoje o mundo é, há esperanças de um futuro mais justo, limpo, e em paz? Não é difícil deduzir ou imaginar sombrios prognósticos para a humanidade quando, com apreensão, tomamos consciência do aterrador diagnóstico, à nossa frente, nos cabeçalhos dos órgãos de comunicação, nos noticiários da TV.

Pensando em suprir, enriquecer e proteger a prole, temos visto homens sacrificando sua própria dignidade, anestesiando suas consciências, explorando e mesmo destruindo inúmeros outros homens, poluindo e devastando a paisagem e a alma do povo, mentindo, envenenando, manipulando, violentando, assaltando barbaramente. Não há crime hediondo que não venha sendo praticado por certos homens que acham que o que fazem é por amor aos filhos, aos netos, ou por sua "pátria" (?!!!), ou no interesse de aumentar o patrimônio "dos seus". Principalmente para eles, a questão: que mundo sobrará para seus "queridos" se você, com o que faz, com o que diz, com o que pensa, o está tornando inviável, o está implodindo, explodindo e intoxicando? Que mundo vai ser herdado por seus herdeiros, ó homens poderosos, ó "vitoriosos" de todo o mundo?! Eles vão herdar conflitos, guerras, fomes, destruição, desertos, loucura coletiva, irradiações mortíferas. Não é?!!!

Este inóspito mundo em que vivemos vem sendo criado, através dos séculos, por homens que puseram sua crença, sua segurança e seu poderio na violência. Com violência tomaram dos outros. Com violência, dominaram e oprimiram outros. Com violência, tentaram multiplicar o poder e o prazer. Com violência, sempre violência. Suas conquistas apodreceram suas almas. Este mundo inviável ainda é mantido, manipulado e espoliado com violência exercida por homens atuais, que, estúpida e tragicamente, ainda acreditam na violência.

Ahimsa é uma palavra sânscrita, que se compõe do prefixo "a", significando negação ou abstenção, e do substantivo *himsa*, que se traduz por ódio, rancor, ira... Assim, em sânscrito, *ahimsa* significa evitar odiar, e evitar tudo o mais que resulta do ódio, como hostilidade, agressão, opressão, destruição, injúria... *Ahimsa* é não-violência. Inofensividade, mansuetude, brandura, gentileza são *ahimsa*. *Ahimsa* é antídoto para a intoxicação que está destruindo a humanidade perplexa e apavorada.

Compreender bem a idéia de *ahimsa* conduz-nos a muitas reflexões.

Primeiro, não se trata de antiviolência, pois seria apenas

uma violência nova, oposta àquela que aí já está. Se fosse isto, seria mais um engano, mais um falso remédio com terríveis efeitos colaterais. A cada ação corresponde uma reação oposta. É por isto que a violência vem se ampliando, pois que, infelizmente, até agora, tem-se procurado reprimir a violência com uma outra mais forte. *Ahimsa* é a negação da violência e não seu oposto. A violência e a contraviolência são do mesmo nível. A não-violência, que é a solução, as transcende.

Segundo, é praticamente impossível um perfeito *ahimsa*, isto é, a absoluta inofensividade. Nossa vida depende de sacrifícios de seres vivos inferiores. Combatemos formigas, ratos, micróbios patogênicos. Mesmo sem o querer, esmagamos pequenos seres quando andamos. É dificílimo oferecer a outra face a um agressor que nos esbofeteou. E nada fácil orar pelo que nos maldiz e amar nossos inimigos. Soa como absurdo dar a túnica àquele que já nos levou a veste. É inaceitável deixar que malfeitores pratiquem crimes hediondos contra nossa família ou contra a comunidade.

Na verdade, *ahimsa* é difícil. Mas impossível não é. Os mestres de *ahimsa* ensinam que devemos manter nosso ideal de atingir a perfeição, e, enquanto vigilantes, caindo e levantando, precisamos seguir adiante. Também advertem que, se praticarmos *ahimsa* em relação a um homicida maníaco a destruir vidas, estaremos sendo violentos contra suas vítimas. Velhas escrituras hindus bem demonstram que *ahimsa* não é acomodação covarde, nem conivência com a injustiça e a opressão, mas advertem que a luta contra elas não deve ser movida pelo ódio, mas pelo amor aos injustiçados e oprimidos. Ponderam que, para a manutenção da ordem e guarda das fronteiras, é dever usar a força. Assim, um pai ou uma mãe praticam *ahimsa* quando castigam o filho que erra, e por amá-lo, procuram que não mais repita o erro. Em certas circunstâncias, a mais eficiente colaboração está em opor-nos, mas sem rancor, sem violência. Batalha, luta não são incompatíveis com *ahimsa*; aliás, o combatente que vence mediante *ahimsa* obtém a única vitória verdadeira. Vitória verdadeira é aquela em que não há um vencedor orgulhoso e opressor e um vencido sobrecarregado de ódio e projetos de vingança, sob os escombros de sua demolida fortaleza. Só a vitória sem violência é duradoura e verdadeira.

É mais fácil ser benevolente do que ser sem violência. É mais fácil ser amável do que não ser malquerente. É mais viável a benevolência do que não ser malevolente. E mais eficaz e fácil é cultivar amor do que libertar-se do ódio. A difícil prática do *ahimsa* se torna mais acessível se nos dedicarmos a cultivar sua formulação positiva, que nos diz: ame até seu inimigo; bendiga e ore por aquele que o amaldiçoa; perdoe muitas vezes... Finalmente, se você quiser escutar o Cristo, faça uma experiência — siga o que Ele ensina. Convém começar pelo mais fácil e, animado pelos bons resultados, ir adiante. Por exemplo, melhore e aumente seu amor aos familiares, parentes, amigos, colaboradores, aos que lhe são simpáticos e *amáveis*. Depois experimente fazer o mesmo com seus servidores, com seus chefes, com pessoas indiferentes. Vá além, e já não vai ser muito absurdo e inviável amar desafetos, ingratos, adversários, para os quais só teria desprezo e rancor. Isto seria o "normal", o "lógico", mas não o divino comportamento.

Não é apenas pelo agir que praticamos *himsa* (violência) ou *ahimsa* (não-violência), mas também por nossos pensamentos, nossos desejos, nossas palavras. A ação é apenas uma expressão mais concreta, densa e grosseira. Com o pensamento podemos ajudar, salvar, levantar ou construir uma pessoa, ou fazer o diametralmente oposto. É um bom começo treinar o pensamento e a imaginação em favor dos outros. Desejar o bem, a harmonia, a saúde e a paz para os outros é outra forma de chegar a *ahimsa*. O sussurro maledicente destrói impérios, quanto mais nosso próximo: muitos já o disseram. A língua ferina realmente fere, fere muito. Vigiemos nosso falar. Poderemos melhorar os outros, nós e o mundo se aprendermos a pensar, a querer e a falar com *ahimsa*, isto é, sem violência, mas com amor. Bem pensar, bem querer, bem dizer conduzem por fim ao bem fazer.

Ainda seguindo do fácil ao difícil, do simples ao complexo, do subjetivo ao objetivo, é bom lembrar que aqueles que começam por evitar pequenos incômodos chegarão a sustar atos mais destrutivos. Por exemplo — como lucraríamos todos se alguns jovens "curtissem" mais discretamente suas músicas *pops* e devolvessem "o silencioso" às suas motocas! Seria melhor a vida de todos se cada um se policiasse a fim de evitar aquilo que possa irritar, cansar, desconfortar outrem... Que bom seria o mundo quando cada um procurasse pensar, querer, falar e fazer o que tornasse o próximo mais feliz, mais seguro, mais forte, mais tranqüilo. Isto é possível a começar por gestos simples de gentileza. Um sorriso, um aperto de mão, um "bom-dia", como dizendo "eu te amo e te abençôo", a oferta de um fruto ou flor... Nosso lar é um bom campo de experiência para começar.

O que mais nos possibilita atingir *ahimsa* é compreender sua gênese. Pesquisadores sociais, autoridades políticas e intelectuais, em seminários e debates pela televisão, vêm apontando a injustiça e a opressão sociais como a causa dos assaltos. Dizem que a violência do revólver do assaltante é conseqüência da violência sutil dos lucros escorchantes, dos crimes da corrupção, da cruel manipulação das mentes, forjadas em suntuosos escritórios dos donos do poder econômico e político. Isto não deixa de ser verdade. Uma caneta que assina um contrato desumano e calhorda provoca o acionar de milhares de gatilhos. Se nos dermos por satisfeitos com tal conclusão, em nada colaboraremos para abolir a violência e devolver a paz e a segurança às ruas, às casas, a nossos corações. Os donos do poder, no curso da História, têm sido derrubados, despojados, presos e assassinados por revoluções violentas, movidas por homens violentos que, depois, assentados no poder, por sua vez, passam a tiranizar e esmagar as massas...

Se revoluções sangrentas só têm gerado outras revoluções sangrentas, ainda merecerão crédito? Que fazer?

Estamos na hora de experimentar o método oposto: o da não-violência. Mas que esperança temos de os donos do poder renunciarem à violência do domínio?

Que, dentro de mim e dentro de você, quer poder, quer gozar mais, cada vez mais?

Se acharmos respostas para esta pergunta estaremos indo bem.

Aquilo que em mim exige mais poder e mais prazer é meu "ego", e aquilo que faz de mim um egoísta é meu satã: meu diabo. É este "ego" que, para se fortalecer, pretendendo se perpetuar, se afirmar para se gratificar, não vacila em ser cruel e imoral, tanto para "faturar" e agarrar e multiplicar tudo que lhe agrade, como para afastar, evitar, vencer, demolir tudo que lhe desagrade. Este "ego" está sempre ambivalente dentro do mundo, apaixonado ou rechaçando; e para ter ou ser o que deseja, recorre à violência (a do lucro ou a do gatilho) contra os outros, que só existem para serem usados, enganados e expoliados. O revólver do assaltante nasce dos gabinetes sofisticados. Os crimes praticados pelas canetas, por sua vez, são gerados pelo "ego" reivindicante.

Esse mesmo "ego" é a causa profunda e verdadeira da angústia, do medo, da neurose, do inferno íntimo, do estresse em que vivem as almas dos supostamente vitoriosos dos gabinetes. O medo nasce da sutil percepção de que, embora lançando mão da imoralidade da violência (lucro excessivo, corrupção), a "fortaleza do ego" é extremamente vulnerável. Temos medo de não poder ganhar o que desejamos, de perder o que já temos; temos medo de nossa impotência para afastar o que nos fere, nos ameaça ou desconforta. Medo é o "ego" constatando sua impotência diante da fatalidade, da natureza efêmera de todas as suas aquisições, da irrealidade de suas seguranças e privilégios e da inconsistência de sua própria continuação. Que é a síndrome do pânico se não isto?!!!

Quanto mais egoísta, mais imoral, mais violento, mais apegado, mais medroso, mais infeliz é o indivíduo, não importa o vulto de seu patrimônio ou o himalaia de seu *status*. É isto que deve ser compreendido.

Nosso mergulho nas causas da violência ainda não pode parar. É indispensável agora uma resposta para a última das indagações: qual é a causa do "ego"?

Quando, atingindo a meta da evolução, um ser humano pode dizer "eu e o Pai somos um", isto é, quando, vivenciando e se libertando, vencendo o "ego", mergulha na gloriosa infinitude-plenitude do Ser, *sabe* que esteve alienado de sua Essência Última, por causa de um estado de ilusão, por causa da ignorância, que o fazia supor ser apenas um "ego", alienado, mortal, falível, oprimido pelo medo, sujeito à "lei-da-morte".

É a ilusão que gera o "ego". O egoísmo, por seu turno, produz três monstros: o apego, a aversão e o medo. Os três monstros que se manifestam pela violência.

Egoesclerose é nossa maior doença. Sua causa é ignorarmos nossa essencial unidade com o Ser, com a Consciência, com a Bem-Aventurança suprema. Violência é a síndrome trágica de tal doença. Quando todos nos tratarmos pelo sentir nos outros o mesmo Ser que se é, os homens, então compassivos, encontrarão o caminho da justiça, da paz, da segurança de todos, e então a violência terá sido alijada.

Não temos dúvida de que a maioria criticará, com brilhantismo intelectual, tais idéias que serão tachadas de românticas, ingênuas, alienadas, utópicas. Mas não é por isso que a deixaríamos de expor. Também as considero *absurdas. Absurdo* é tudo que, inusitado e estranho, sirva para forçar a ouvir aquele que é *surdo*.

Numa sociedade humana, *surda* para o amor, para a mansidão, para a coragem de ser bom, para a lição de Jesus, para o exemplo de Gandhi, para o sacrifício das massas, para a "voz que clama no deserto", alguns *absurdos* são necessários. Esta é nossa convicção.

O "Convite à Não-Violência" é lançado a você. Aceite-o, em proveito de sua família, de sua própria vida em paz. Há inúmeras formas de cooperar. Descubra o que, dentro de seu meio, em sua profissão, nas instituições de que faz parte, dentro de suas possibilidades, pode fazer para multiplicar o "convite". Ele tem de chegar a todos, por isto, todos passam de convidados a co-responsáveis. Fazer cópias deste manifesto e distribuí-las; conversas no lar e no trabalho, nas ruas e no estádio; imaginar e produzir *posters*; organizar seminários e painéis... Quanta coisa a fazer! Estude o Evangelho de

Jesus, as idéias de Sai Baba, Gandhi e Luther King; informe-se sobre a vida dos santos que, por amor, foram mártires dos violentos; reze como souber, e peça a Deus que o cure da "egoesclerose" ... Tudo isto é muito bom, mas o essencial é sua própria reeducação para o *ahimsa*, que quer dizer felicidade e salvação.

"AHIMSA" E YOGA

Yoga, Método — "Ahimsa", Meta

AHIMSA É DIFÍCIL — Aceitar o "Convite à Não-Violência" não é difícil, mormente após se assistir ao filme *Gandhi*; tendo-se lido obras que motivem para *ahimsa*; depois de ter sido tocado pelos exemplos de Jesus, São Francisco, Luther King e outros; quando se decide pôr em prática o Astanga Yoga, conforme ensinado por Patanjali; também, quando se vê o mundo tão necessitado de harmonia e amor; ou quando se decide ser um cristão verdadeiro, no gozo de todas as bem-aventuranças prometidas pelo Cristo. É fácil *desejar* tornar-se benevolente e amoroso.

O difícil é alcançar aquela perfeita imperturbabilidade, que permite responder com amor à agressão sofrida; aquela coragem de, entre matar ou ser morto, preferir ser morto; aquela bravura de parecer covarde por se negar a não reagir com violência ao desaforo, deixando de revidar "à altura" a ofensa de que se foi vítima; aquele puro e eficiente querer bem a quem nos fez mal.

O simples conter a reação espontânea e mesmo defensiva a uma violência não é nada fácil.

MÉTODOS E MEIOS — Quais os meios, ou os métodos, que poderão arrefecer nossas reações animalescas, e reduzir nossa irritação? Há recursos, ou melhor, tratamentos para minimizar, em nós, a tendência à ira, ao ódio, ao rancor, à explosividade? Existirá um treinamento, uma tecnologia especial que nos facilite o comportamento inofensivo?

Deve ser algo que desintoxique nossas células; que beneficie fígado e vesícula; que nos reduza o eretismo orgânico (tensão muscular) que nos mantém engatilhados e predispostos a reações bruscas. Deve ser algo que limpe de nosso psiquismo inconsciente as inclinações, tendências e impulsos agressivos, que, do insondável, nos move à violência. Deve ser algo que nos ensine a mansidão, mas principalmente que nos torne amorosos, levando-nos à compaixão e à caridade. Deve ser algo que desarme as configurações caóticas e conflitantes que perturbam nosso campo energético, que tendem a explosões bruscas.

Deve ser algo que nos ilumine, e assim, nos faça comungar ternamente com o Todo e, portanto, com todos. Deve ser um treinamento eficaz que mude beneficamente todo complexo *sistema*, que costumamos chamar o *ser humano*, constituído de vários subsistemas, que se integram, se completam e se harmonizam. Tal treinamento não deverá ser somente psicossomático.

TREINAMENTO PARA *AHIMSA* — Que treinamento poderá atender a tantos requisitos que não Yoga?

Yoga é união (*yuj*) de uns com outros e é também unificação de cada um em si mesmo. Poderá existir *himsa* quando unificados e unidos?

Estou propondo Yoga como um treinamento para chegar-se ao *ahimsa*, tomando Yoga como o *método*, e *ahimsa* como a *meta*. Nisto, aparentemente, estou contra a posição de Patanjali, pois no Yoga Sutra, ele propõe a comunhão (Yoga) como a *meta*, aponta *ahimsa* como um dos integrantes de um método de treinamento chamado Astanga Yoga. Efetivamente, o *método* yóguico, para ser eficiente, deve começar pelo cumprimento de uma ética perfeita, sendo *ahimsa* sua primeira recomendação. Ninguém pode alcançar a meta — a comunhão (Yoga) — se não se abstiver de praticar violência contra qualquer ser vivo.

Só na aparência, no entanto, se vê, estou propondo o oposto. O que pretendo é a prática de um método yóguico que não seja tão austero e preciso como o de Patanjali, mas que propicie ao aspirante as condições dificílimas de se tornar inofensivo e benevolente com toda criatura. Chegando a este ponto, o praticante pode iniciar, com maior probabilidade de vitória, a difícil ascese ensinada por Patanjali, pois já se tornou capaz para o *ahimsa* em termos absolutos.

Proponho Hatha Yoga, Bhakti Yoga, Jnana Yoga como métodos educativos. Proponho várias técnicas eficientes para aprimorar o físico, o psíquico, o energético, o mental e a aproximação com o espiritual em cada um de nós. De certa forma, já o fiz em livros anteriores, cabendo aqui somente breves exposições resumidas, a fim de não extrapolar os propósitos deste livro.* De qualquer maneira, acredito que um treinamento para administrar o estresse, descrito a partir da página 95 pode ajudar muito.

*Vide *Autoperfeição com Hatha Yoga*, *Yoga para nervosos*, *Saúde plena: yogaterapia* e *Saúde na terceira idade* (editados pela Nova Era/Grupo Record).

Hatha Yoga

SAÚDE — É um treinamento auto-aplicado que, mobilizando o corpo, as energias, as emoções e o pensamento, aprimora-os e os unifica, na realização de condições de bem-estar, alegria, força, leveza, tranqüilidade e harmonia, que poderíamos chamar saúde. Saúde é a conjugação de *eurritmia, eutimia* e *euforia*, respectivamente: o funcionamento perfeito do sistema orgânico, paz interior e alegria auto-suficiente.

Hatha Yoga nos possibilita a saúde porque aperfeiçoa desde o corpo físico, que é o nível mais denso, até os níveis mais sutis, que integram o sistema humano.

Atua no corpo, mediante uma seqüência inteligente de *movimentos* e *posturas* físicas que:

1) promovem melhor circulação sangüínea, linfática, nervosa e energética;
2) desfazem os nódulos de tensão;
3) aprimoram o tônus muscular;
4) descontraem as aponevroses;
5) movimentam as articulações, órgãos, vísceras, glân-

dulas e centros nervosos. De tudo isto resultam funções orgânicas corretas.

Hatha Yoga atua no sistema energético através de técnicas que, em eficiente sintonia com a mente e a respiração, abastecem os centros energéticos e fazem a energia circular de forma adequada, assegurando vitalidade e eficiência funcional.

Os pensamentos e as emoções são eficaz e devidamente trabalhados pela Hatha Yoga, no sentido de aprimorá-los e harmonizá-los, para que contribuam para a saúde global, incluindo-se o corpo e os demais níveis sutis do ser.

Hatha Yoga não é uma simples ginástica. Não tem os objetivos da ginástica, nem atua como tal. Se alguém a confunde com ginástica, é porque só alcançou perceber algumas semelhanças, mas ignora as grandes diferenças.

COMPONENTES DA HATHA YOGA — Como sistema, a Hatha Yoga conforme descrita nas escrituras hindus* é um treinamento holístico, isto é, que envolve o homem todo, não se detendo apenas em treinar o físico.

São seus componentes:

1) *Âsanas* — posturas corporais (flexões, estiramentos, torções, equilíbrios) que oferecem reconhecidos benefícios terapêuticos e corretivos;
2) *Pranayamas* — técnicas de manobra com a bioenergia (*prana*) as quais implicam o exercício de movimentos

*Hatha Yoga Pradipika e Yoga Samhita.

respiratórios especiais, que propiciam carregamento mais abundante e sadia circulação da energia;

3) *Kriyas* — manobras higiênicas, que visam à purificação do subsistema orgânico e, conseqüentemente, evitam enfermidades, e geram saúde física;
4) *Mudras* — posturas especiais do corpo que, implicando automassagens profundas, interferem beneficamente com o sistema energético;
5) *Repouso* — técnicas relaxantes, sedantes, repousantes, que facilitam efeitos logopsicossomáticos (espirituais, psíquicos e físicos) altamente terapêuticos;
6) *Concentração-Visualização-Meditação* — técnicas para o aprimoramento mental. Para maiores informações consulte *Autoperfeição com Hatha Yoga*, do autor (Editora Nova Era).

ENFERMIDADE E *AHIMSA* — Indivíduos raivosos, intratáveis e violentos, muitas vezes o são devido às péssimas condições de seu fígado. Que significa dizer que é "pessoa de maus bofes?" A irritação e a agitação de muitas pessoas de trato desagradável e duro são sintomas de intoxicação de seu sistema somático. Assim, como concomitante da Hatha Yoga, a nutrição inteligente e mais outros aspectos da higiene são indicados ao candidato à saúde e indiretamente ao *ahimsa*. A irritabilidade de uma pessoa pode ser causada por sempre ter comido carne, frios, camarões e outros alimentos (?!) cadavéricos, carregados de bactérias de putrefação. Pode ser também pelos muitos cafezinhos diários. Pode ser pelas freqüentes doses de bebidas alcoólicas. Todos têm na mente a imagem do bêbado ridículo, tentando passar por valente, puxando briga e dizendo "eu sou é homem".

A correlação da saúde com *ahimsa* pode se depreender do fato de que Mahatma Gandhi, o maior apóstolo de *ahimsa* na atualidade, ter sido também um mestre na Medicina Natural, tendo escrito livros e organizado e dirigido um *ashram-hospital,* onde tratava de doentes de várias enfermidades. Ficava em Uruli Kanshen e usava como agentes terapêuticos: Yoga, nutrição, jejum, banhos de sol e de ar, diversos recursos da hidroterapia, envoltórios de lama, clisteres, massagens, marchas, orações, leituras sagradas. O Mahatma publicou dois livros sobre saúde: *Key of Health* (Chave da Saúde) e *Nature Cure* (Cura Natural).

Se aplicarmos os métodos da Hatha Yoga, ganharemos duplamente saúde e *ahimsa.*

Himsa é *estresse.* É enfermidade.

Quem odeia é insano.

Ahimsa é sanidade e santidade.

Quem ama e serve é são.

Hatha Yoga, melhorando a saúde, promove *ahimsa.*

Bhakti Yoga

UNIÃO — As diversas escolas de Yoga têm por meta a união (*yuj*) com Deus, cada uma desenvolvendo um aspecto particular do ser humano. A que refina e purifica a afetividade, fazendo do Amor o veículo que conduz o *jiva* (alma individual em evolução) a Deus, é chamada Bhakti Yoga. *Bhakti* é devoção. *Bhakta*, o devoto.

AMOR — O amor dos homens "normais" carrega em si algumas impurezas, tais como:

possessividade ("você me pertence");
exclusivismo ("só amo você e só a mim você deve amar");
dependência ("sem seu amor vou morrer");
passionalidade ("matarei você se me trair");
volubilidade ("infinito enquanto dura");
absolutismo genital ("vamos fazer amor" [?!]);
indispensável reciprocidade ("eu te amo, logo, exijo que me ames")...

Sem falar em outras impurezas como hipocrisia, traição, ciúme, brutalidade... Amor "normal" não é Amor; é egoísmo, e como tal, gerador de neuróticos "te adoro" e "te odeio". Tal amor — tem-se visto — em instantes, por motivos fortuitos, se transforma em ódio, gera violência. Os crimes passionais são cometidos pelos praticantes de tão infeliz modo de "amar".

"BHAKTI" — *Bhakti* é o amor divinizante, graças a reduzir o núcleo gerador do ódio — o *eu pessoal* — e simultaneamente por abrir-nos para o Uno, para Deus. *Bhakta* é aquele que ama o Deus do mundo e o mundo de Deus. É amor que liberta, pacifica e ilumina.

Mas, poderá você interpelar: "eu estou interessado em amor entre um homem e uma mulher, e não entre a alma e Deus".

Vou dar a palavra ao Mahatma Gandhi. Ele responderá. Imagine-se você, sentado à frente dele, em seu *ashram*, entre seus discípulos. Ele assim diz:

"Proponho hoje estudar a substância do Capítulo XII (da Bhagavad Gita, que é a Bíblia, digamos dos hindus), que trata da devoção (*bhakti*). Quando há um casamento no *ashram*,* nós pedimos ao casal para ler, com o coração, e ponderar sobre este capítulo... Conhecimento e ação, não sendo acompanhados de devoção, são tão secos quanto a poeira e nos reduzem à escravidão. Portanto, comecemos o estudo da Gita com um coração cheio de devoção."

E agora ele lê em voz alta:

"E Arjuna ponderou ao Senhor: alguns devotos adoram um Deus pessoal (*Sakara*) enquanto outros, o Absoluto (*Nirakara*).

*Moradia, habitação, monastério.

"Fala o Senhor: Aqueles que fixam suas mentes em Mim (como a Vida Una em tudo) com perfeita fé, e estão absorvidos em Mim, são Meus devotos deveras. Mas aqueles que adoram o Absoluto e restringem e dominam seus sentidos, são equânimes para todos os seres e os servem sem valorizar uns como superiores e outros como inferiores — eles também vêm a Mim. Estas duas classes de devotos se equiparam. Mas a plena realização do Absoluto é quase impossível para um ser encarnado. O Absoluto é isento de qualquer atributo, e portanto, é difícil mesmo imaginá-lo. Assim, eles são adoradores de um Deus pessoal, se apercebam ou não disto.

"Você, portanto, ponha sua mente em Mim (Krishna, o Deus pessoal na forma universal; o Cristo, diríamos nós os cristãos) e Me oferte tudo. Se tal for impossível (ainda), tente controlar as aberrações da mente; quer dizer, observe *yamas* (abstenções) e *niyamas* (preceitos), e, com ajuda de *pranayamas* e exercícios yóguicos, conquiste o controle sobre a mente..."

Uma senhora me informou que ela e o marido haviam superado os conflitos quando passaram a "fazer amor" a três — eles e Deus na cama.

AMOR DIVINIZANTE — Se marido e mulher, ambos forem *bhaktas*, encontrarão, no Amor a Deus, a mais alta forma de mutuamente se amarem; limparão o amor das impurezas (possessividades...). Minimizando o egoísmo, entrarão no gozo da felicidade conjugal mais perfeita, da qual fará parte o intercurso sexual, que será sublime e abençoado. Mas, voltemos a escutar a leitura e os comentários de Gandhi.

DEVOÇÃO — "Vou lhe dizer (Krishna falando) a que é semelhante o verdadeiro devoto. Ele não odeia nem nutre má vontade para nenhuma criatura vivente. Vê todos com amor e compaixão. É isento de ilusões como o 'eu' e o 'meu'. Reduz-se a zero. Prazer e dor lhe são igualmente aceitáveis. Perdoa o malfeitor mesmo que ele não espere por si mesmo ser perdoado. Está sempre contente com seu quinhão; e inabalável é sua decisão. Jamais molesta as criaturas, e estas, em conseqüência, nunca o temem. Ele não se deixa perturbar pelo mundo. Já se libertou de exaltações, aflições, zangas, medos e coisas assim. Nada reivindica para si mesmo. Na ação é puro e hábil. Renuncia a comprometimentos. Firme em sua decisão, é indiferente relativamente a vitória ou falha de sua ação; isto é, não tem ansiedade pelos resultados. É para o inimigo o mesmo que é para o amigo. Para ele, elogio ou insulto são iguais. Contente e silencioso, recebe o que lhe vier. Move-se livre como se estivesse só. Sua mente é firme todo tempo e em toda parte. Um devoto que se comporte assim é querido por Mim."*

Neste texto, vejo Krishna descrevendo aquele homem que falava na ocasião — seu devoto Mahatma Gandhi.

Depois de ler tais palavras de Krishna, sugiro a você que volte a ler o Sermão da Montanha, de Jesus, e poderá entender por que Mahatma Gandhi declarou que a Gita e o Evangelho o guiaram na condução de sua vida.

A síntese da Bhakti Yoga de Cristo seria: "Amai a Deus acima de todas as coisas e ao próximo como a vós mesmos." Esta é a mais alta e perfeita expressão de *ahimsa*. Santa Teresinha do Menino Jesus é o exemplo mais perfeito de *bhakta* no Cristianismo.

*Gandhi, M.K. *Discourses on The Gita*; Navajivan Publishing House; Ahmedabad, 14 — Índia; pág. 3.

"É a devoção que conduz à libertação..." (Angirasa Daiva Mimansa Dharshana).

"Mesmo o mais ínfimo dos seres está qualificado para o caminho do Amor, todos são iguais para o iniciar." (Idem)

"O Amor é o meio mais fácil para a realização espiritual." (Idem)

ETAPAS DA DEVOÇÃO — "O caminho do Amor segue sucessivas etapas; é como uma escada." (Angirasa Daiva Mimansa Dharshana).

Os nove degraus são:

1) *Escutar* os cânticos, as leituras, as narrativas que falem do Senhor;
2) *Cantar louvores* ("Eu não moro no céu supremo, nem mesmo no coração dos yoguis, mas sim onde meus devotos Me cantem louvores; aí eu estou");
3) *Meditação*;
4) *Adoração dos pés do Senhor* ("Igual às águas do Ganges, que brotam dos divinos pés, o sempre fluente desejo de adorar Seus pés limpa, num instante, a poeira acumulada através de nascimentos sem fim, na mente dos que fazem penitência");
5) *Ritual de culto*;
6) *Obediência*;
7) *Fazer-se escravo do Senhor*;
8) *Tornar-se um amigo do Senhor*;
9) *Auto-entrega ao Senhor*;

A devoção ainda se exerce pela oração, pelos *mantrans* (jaculatória), peregrinações, leituras, oferendas...

AHIMSA DO CRISTO — Meu Guru (Jesus Cristo) valoriza o Amor, e a harmonia e a concórdia entre as pessoas e a compaixão pelo próximo (tudo constituindo *ahimsa*) mais importantes do que o culto.

"Ouviste que foi dito aos antigos: Não matarás; mas qualquer que matar estará sujeito a julgamento. Eu porém vos digo que todo o que se magoa contra seu irmão estará sujeito a julgamento; e quem chamá-lo "louco" estará sujeito ao vale dos gemidos de fogo. Se estiveres, pois, apresentando tua oferta no altar e aí te lembrares de que teu irmão tem alguma coisa contra ti, deixa ali tua oferta, diante do altar; vai primeiro reconciliar-te com teu irmão e depois vem apresentar tua oferta. Sê benevolente depressa com teu adversário, enquanto estás no caminho com ele..." (Mat. 5:21-25 — conforme a tradução de Carlos Torres Pastorino; *Sabedoria do Evangelho*; Grupo Editorial Spiritus; RJ)

Cristo faz tanto empenho em *ahimsa* que não acredita em devoto que não ame seu próximo: "Se não amamos nosso irmão, que vemos, como podemos amar a Deus, que não vemos?!"

— O mais perfeito *ahimsa* é *bhakti*; é Amor.

PERFEITO AMOR — Não resisto à tentação de transcrever o mais belo documento jamais escrito sobre o AMOR, inspirado pelo Cristo, e composto por apóstolos seus:

"Deus é Luz[1]. Se andarmos na Luz, como Ele na Luz está, seremos fraternais uns com os outros[2]. Aquele que ama seu irmão está na Luz; mas aquele que odeia seu irmão está em trevas e não sabe por onde caminha porque as trevas lhe cegaram os olhos[3]. Não amemos de palavras, nem de língua, mas por obras e em verdade, pois, ainda que fale as línguas dos homens e dos Anjos, se não tiver Amor, serei como o sino que tine. Ainda que eu tenha o dom da profecia e conheça todos os mistérios e toda ciência; ainda que eu tenha tamanha fé, a ponto de remover montanhas, se não tiver Amor, nada serei. E ainda que distribua todos os meus bens entre os pobres; e ainda que entregue meu corpo para ser queimado, se não tiver Amor, nada disso me aproveitará. O Amor é paciente; é benigno; o Amor não é invejoso; não se ufana; não se ensoberbece; não se conduz inconvenientemente; não busca seus interesses; não se exaspera; não se ressente do mal; não se alegra com a injustiça; mas se regozija com a Verdade; tudo sofre; tudo crê; tudo espera; tudo suporta. Agora permanecem esses três: a Fé, a Esperança e o Amor; mas o maior deles é o Amor[4]. Se nos amarmos uns aos outros, Deus está em nós, e em nós é perfeito Seu Amor[5]. Deus é Amor, e quem vive em Amor está em Deus e Deus nele[6]. Mas, se alguém disser 'eu amo a Deus', e odiar a seu irmão, é mentiroso, pois quem não ama a seu irmão a quem vê, como pode amar a Deus a quem não vê? Nós temos dele este mandamento: *Quem ama Deus ama também seu irmão*[7]."

[1]I Jo 1:5; [2]I João 1:7; [3]I Jo 2:10 e 11; [4]I Co 13:1-7,13; [5]I Jo 4:12; [6]I Jo 4:16; [7]I Jo 4:20,21.

Eis um veemente cântico ao Amor, que parece composto pela vidência cósmica de uma alma grandiosamente sensível e inspirada. Ele contém esplendores de Sai Baba[1], Tomás de Kempis[2] e João, o Evangelista[3].

O AMOR une todos os corações na sedosa maciez de uma sinfonia.[1]
Quem ama dá tudo por tudo e possui todas as coisas,
Pois elas todas repousam no Sumo Bem do qual todos os homens dimanam[3]
Sem AMOR o homem é cego[1]
O AMOR vê todos como uma única família humana[1]
O AMOR é a luz que dirige os pés do homem no deserto[1]
Grande coisa é o AMOR
Que, por si só,
Torna suave o que é difícil,
Suporta sereno toda adversidade,
Leva a carga sem lhe sentir o peso.
Torna o amargo doce e saboroso,
Tende sempre para as alturas
E não se deixa prender pelas coisas inferiores,
Mas inspira grandes ações
E nos excita sempre a mais alta perfeição.[2]
Vistos através dos olhos do AMOR,
Todos os seres são belos,
Todos os atos são devotados
Todos os pensamentos são inocentes[1]
Aquele que não ama não conhece Deus,
Pois Deus é AMOR[2]
AMOR é Bem-aventurança
É poder
É lei
É Deus[1]
O AMOR não olha as dádivas
Mas se ergue acima de todos os bens.[2]
O AMOR é a natureza básica que mantém o homem

E o fortalece em sua resolução de ir em frente[1]
O AMOR cura a mesquinhez, o ódio e a aflição[1]
O AMOR muitas vezes não conhece limites,
Mas seu ardor excede toda medida.[2]
O AMOR vigia sempre e até no sono não dorme.
Nenhuma fadiga o cansa
Nenhuma angústia o aflige
Nenhum temor o assusta, mas,
Qual viva chama e ardente labareda,
Irrompe para o alto e passa avante.
Quem ama corre, voa, vive alegre e livre de todo embaraço[2]
Através do AMOR é que se pode mergulhar no OCEANO DO AMOR[1]
Vocês são cofrezinhos do AMOR.
Partilhem-no,
Cultivem AMOR e O distribuam por todos.
Amem o mundo, pois o mundo, nem mais nem menos,
É a veste de Deus.
Eu vim para acender a lâmpada do AMOR no coração de vocês.[1]

Karma Yoga

YOGA DA AÇÃO — Enquanto Bhakti Yoga é a retificação da afetividade, depurando-a da impureza do egoísmo, e assim plenificando o Amor, Karma Yoga é a retificação do agir humano, no sentido de também o depurar do egoísmo. O agir do ser humano "normal" é sempre visando ao lucro, à conquista, ao faturamento, sempre em prol daquele que se julga o agente.

AÇÃO EGOÍSTA — "Quanto é que eu vou ganhar nisto?" — é uma pergunta freqüente. O eu pessoal — insisto em reafirmar, a verdadeira fonte de *himsa* — é sempre ávido por adquirir, reter e ampliar posse, gozo, e dominar pessoas e situações, isto é, o egoísta é sempre motivado por *raga*, uma doença que poderíamos chamar de "aquisitite", que assume a forma do consumismo.

Em sua ânsia de obter cada vez maior e melhor "faturamento", o eu pessoal, às vezes, não vacila em recorrer ao crime. Engana. Trai. Rouba. Agride. E mata. Não há limites para o desejo de adquirir e guardar. Àquelas situações, coisas, idéias, pessoas que incomodem, o eu opõe aversão, repúdio e ódio. Para afastar o que desconforta ou desagrada, chega a apelar para qualquer forma de violência. Se seu agir, para tomar ou para esmagar, se mostrar ineficaz, o eu perde a arrogância e agressividade e cai presa do medo. É quando amedrontado que pode atingir o clímax da agressividade. Se tal é o "agir humano"(?), devemos renunciar a ele e preferir outra forma de agir. Antes que seja muito tarde, teremos que retificar nossas ações e divinizar nosso comportamento, optando por agir sem apegos, aversões, medo, portanto, com *ahimsa*. Estou falando de Karma Yoga.

Diferente do homem mundano que age em proveito próprio, o yoguin age com todo empenho como se fosse lucrar, mas renuncia aos frutos da ação e os oferece a Deus.

São características da Karma Yoga:

1) oferenda dos atos ao Senhor;
2) desapego em relação aos frutos;
3) equanimidade;
4) controle sobre os desejos egoísticos e sobre a sensualidade.

Como se consegue tão difícil perfeição no agir?

AÇÃO COM RENÚNCIA — Responde Krishna a Arjuna (na Gita): "Não obstante veja, escute, toque, sinta aromas, coma, se mova, durma e respire, ele (o yoguin) sabe que não é ele quem age. Embora fale, dê e receba, abra e feche os olhos, ele sabe que são os sentidos que se divertem com os objetos da percepção" (*Gita* V: 8,9).

O AGENTE — Com isso, o Senhor induz-nos a que renunciemos ao sentimento que nos faz dizer, como o fazemos correntemente: "Eu sou o autor deste ato", "Eu realizei isto e aquilo."

Quem realmente age é a Natureza (*prakriti*), o poder de Deus, através do corpo e dos sentidos. ... O Espírito, em nós, é imóvel e imutável. Somos o Espírito e não o eu. Esta desidentificação com o "fazedor das ações" nos liberta. "Aquele que age sem apego, dedicando suas ações a Deus, é inalcançável pelo pecado, assim como a flor de lótus não é molhada pela água onde vive" (*Gita* V, 10).

Satavalekar comenta: "Dedicar as ações a Deus significa realizá-las para o bem de todos."

Krishna declara: "O Yogui, tendo renunciado ao fruto da ação, atinge a Eterna Paz; o não-yogui, impulsionado pelo desejo, apegado ao fruto, é aprisionado" (*Gita* V, 12).

A AÇÃO QUE LIBERTA — O homem-mundo em sua horizontalidade mental, inflado de tanto ego, durante existências inteiras, procura sua felicidade no aumentar seu patrimônio e o dos seus, e vive fustigado, estressado, infeliz, fatigado, neurótico, amedrontado, e quanto mais se agita na luta querendo ter mais, mais se afunda em desespero e maiores frustrações padece. O contrário se dá com o yoguin. "O homem santo, cujos pecados foram destruídos, cuja ambivalência (os "isto eu quero; aquilo eu odeio") foi removida, cuja mente está disciplinada e que se regozija em fazer o bem a todas as criaturas, atinge a beatitude de Deus" (Gita V, 24). E mais adiante: "... devotado em fazer o bem a todas as criaturas, verdadeiramente ele também vem a Mim" (Gita XII, 4).

Ensinou Zoroastro: "Fazer o bem aos outros não é um

dever. É uma alegria porque aumenta nossa própria saúde e felicidade."

SACRIFÍCIO — Psicólogos eminentes de hoje concordam com Zoroastro. Para seus pacientes com melancolia, Alfred Adler recomendava: "Você pode ser curado em catorze dias se seguir esta prescrição: diariamente tente pensar como poderá fazer alguém feliz." Dr. H.C. Link, Diretor do Centro de Serviço Psicológico, declarou: "Nenhuma descoberta da moderna psicologia é, em minha opinião, tão importante como a prova científica da necessidade de auto-sacrifício ou disciplina para o autoconhecimento e felicidade" (Cit. in Lal, R.B.: *The Gita in the Light of Modern Science*; Somaiya Publications Pvt Ltd; Bombay).

LEI DO SACRIFÍCIO — Já que falamos em *sacrifício*, reflitamos um pouco sobre o assunto. Há uma lei universal, segundo a qual o ser de nível inferior se sacrifica pelo ser de nível superior. Assim o mineral se sacrifica ao vegetal; o vegetal ao animal; no reino animal, as espécies de nichos inferiores se sacrificam às de nichos superiores; os animais se sacrificam aos homens; no reino humano... bem, no reino humano a coisa não é tão simples.

O homem involuído, considerando a lei do sacrifício, imediatamente concluiria: os homens inferiores devem se sacrificar pelos que lhe são superiores e, para maior alegria, convictamente diria: "na qualidade de superior, tenho o direito de sacrificar quem estiver abaixo". E isto vem acontecendo. Não estão aí os opulentos sacrificando os oprimidos? Os ricos explorando os pobres? Efetivamente os que têm maior poder político e econômico se têm por superiores e, portanto, defendem o direito de exigir o sacrifício dos desvalidos, dos excluídos.

No reino humano, o conceito de superioridade atende a um princípio muito especial, que é a magnitude da consciência. O sábio e o santo é que são superiores, não os opulentos e poderosos. A "lei do sacrifício" no reino humano sofre uma inversão: o homem evoluído é que voluntariamente se sacrifica em prol da felicidade dos demais, Jesus "disse" isso da maneira mais veemente e insofismável quando lavou os pés de seus discípulos. Declarou com firmeza: "... o maior entre vós seja como o menor; e quem governa, como quem serve (como seria bom que os governantes atentassem para isto!). Pois qual é o maior: quem está à mesa ou quem serve? Porventura, não é aquele que está à mesa? Eu, porém, entre vós, sou como aquele que serve" (Lc 22:26, 27). Mahatma Gandhi, no *ashram* onde era o líder, limpava as privadas usadas pelos párias.

SACRIFÍCIO — Os praticantes de Karma Yoga oferecem como *sacrifício* a Deus tudo que fazem. Os poderosos deste mundo, padecendo de miopia espiritual, supõem que sacrifício é qualquer coisa desagradável, que venha a lhe reduzir o poder ou o gozo, o conforto ou a alegria. Sacrifício só para aqueles que consideram inferiores, suas vítimas.

Sacrifício, em seu significado correto, é tornar *sacro*, isto é, *sagrado* o que se faz: tanto pode ser um ritual (a missa, por exemplo), como qualquer ato da vida, seja qual for. Sacralizamos uma ação quando a oferecemos ao altar onipresente de Deus. Os Yoguis chamam a isto *yajna.*

Os antigos sacrificavam o animal mais valioso, matando-o para a Divindade. Jesus mostrou repúdio a tal distorção, espantando os comerciante que vendiam animais no templo. "De que me serve a multidão dos vossos sacrifícios?" — indaga o Senhor. "Estou farto de holocaustos de carneiros..." (Is 1:11). O animal que devemos oferecer em holocausto, para benefício da humanidade e para nossa própria libertação, é nosso eu pessoal... "amá-Lo com todo coração, com toda inteligência, com todas as forças e amar o próximo como a si mesmo, vale mais do que todos os holocaustos e sacrifícios" (Mc 12:33).

CARIDADE — Jesus é o Grande Mestre de Karma Yoga. Ele nos sugere perdermos a ilusão de sermos autores das ações. Ele mesmo não se ensoberbecia com as maravilhas que operava, pois sabia que não era ele que as fazia: "O Filho nada pode fazer de si mesmo..." (Jo 5:19).

Ensina o Espiritismo Kardecista: "Fora da caridade não há salvação." Mas é bom advertir que tem de ser caridade mesmo, segundo a Karma Yoga, isto é, sem a menor intenção de que o ato dito caridoso traga qualquer proveito para quem o pratica.

Basta que nos tornemos caridosos, para que a violência desapareça do mundo. Basta que vejamos nosso próximo não como uma pessoa, mas como o próprio Cristo e a Ele sacrifiquemos nosso agir. Foi isto que Jesus pregou: "... tive fome e me deste de comer; tive sede e me deste de beber; era estrangeiro e me hospedaste; estava nu, vestiste-me; adoeci e visitaste-me; estive na prisão e me foste ver. Então os justos lhe responderão, dizendo: Senhor, quando te vimos com fome e te demos de comer, ou com sede e te demos de beber? E quando te vimos enfermo, ou na prisão, e fomos te ver?... Em verdade vos digo que quando o fizeste a um destes meus pequeninos irmãos, a mim o fizeste" (Mt 26:35 a 40).

Querer bem e fazer bem aos semelhantes, sem se permitir esperar recompensa, mas oferecendo a Deus, sacrificando a Deus, não se considerando merecedor de recompensas, é a Karma Yoga, que é a formulação positiva de *ahimsa*. Não odiar, *não* agredir (*ahimsa* em formulação negativa) é bom, mas ainda é pouco. Devemos ir além, amando e servindo.

Jnana Yoga

A VERDADE LIBERTA — *Como* e *por que* a Jnana Yoga nos incapacita para *himsa* (violência) e leva à *ahimsa* (não-violência) é o que procuraremos entender aqui. A *percepção* da Verdade nos liberta não somente de *himsa*, mas de todos os nossos limites e imperfeições. "Conhecereis a Verdade. E a *Verdade vos libertará*", afirmou Cristo.

A bem dizer, aqueles que ainda forem capazes de odiar o mínimo que seja, ainda são incapazes para a busca da Verdade. Os *jnanins* (buscadores da Verdade que liberta) devem ter alcançado alguma evolução espiritual e, portanto, apresentam certas condições especiais, que são:

1) "VIVEKA" — A faculdade de discriminar entre o que é transitório e o que é eterno, entre o aparente e o Real.

Os homens comuns e mesmo alguns cientistas tomam como real o universo visual em permanente mudança. O sábio ensina que Real é aquilo que, sendo imutável, eternamente É. Nossos sentidos só alcançam o que transitoriamente *está*, enquanto o que *É* e sempre Será lhes escapa ao alcance. A ignorância consiste em tomar como eternas as coisas que mudam. O sábio não se deixa iludir por *maya*, o universo impermanente. Chama-se *viveka* este distinguir entre o que apenas parece ser que *está* e o que não aparece por sempre *Ser*. *Viveka* não é somente prudência, suspeição e espírito crítico. É uma condição intuitiva, própria das almas refinadas, uma percepção aguçada que não se deixa enganar.

2) "VAIRAGYA" — Desapego.

É a condição de desinteresse por tudo aquilo que os iludidos desejam e a que se apegam, ou desinteresse pelo que detestam e se esforçam para rechaçar. *Vairagya* ou desapego é um estado de "aborrecimento" com o que é fútil, um desgosto com o transitório, isto é, com o que não tem realidade. "Ninguém pode servir a dois senhores (o efêmero e o Eterno; o irreal e o Real; o falso e o Verdadeiro); porque ou há de aborrecer um e amar o outro, ou se dedicará a um e desprezará o outro. Não podeis servir a Deus (o Ser, o Eterno, o Imutável...) e a Mamom (o ilusório, o efêmero, o cambiante...)" (Mt 6:24). Foi assim que Jesus ensinou *vairagya*. Ora, alguém que já desprezou natural e inteligentemente as inutilidades, os falsos valores pelos quais os homens e os grupos "normais" se agridem e se matam, já se imunizou contra *himsa*. Não é lógico?

3) OS SEIS TESOUROS — São eles:

a. paz de espírito
b. controle sobre os órgãos da percepção e da ação (sem que isto incida em repressão, mas resultante de compreensão)

c. capacidade de suspender a ansiosa busca de satisfação dos desejos
d. resistência, paciência e persistência no esforço de buscar a Verdade, não obstante os obstáculos que se levantem
e. mente concentrada e estável
f. fé ou adesão racional ao ensinamento das escrituras sagradas e do *Guru* (Mestre Espiritual) e a inabalável convicção na possibilidade de atingir a Verdade e, conseqüentemente, a Libertação.

4) "MUMUKSHTWA" — Intensa e radical aspiração por libertar-se.

Para o discípulo nada mais importa a não ser a superação final de toda a servitude. O que mais ama, o único objetivo a que dedica sua vida, é a Verdade, e a Verdade ou Ser é Deus. A busca da Verdade exige empenho total, absoluto. Aspirando pela Verdade, a alma não se detém nos altares dos ídolos; não se distrai. "Amarás o Senhor teu Deus de todo o teu coração, de toda a tua alma e de todo o teu entendimento" (Mt 22:37). Assim é que meu Guru expressou o que a vedanta chama *mumukshtwa*.

Não é difícil entender que as pessoas que estão neste caminho — Jnana Yoga — estão protegidas contra crises de ira ou a maldição do ressentimento.

JNANA YOGA — O objetivo do Yoga da sabedoria é destruir a ignorância, a qual gera o "eu pessoal" e o mantém. Quando dizemos "eu sou Fulano", estamos nos referindo a este "eu pessoal" que a ignorância criou, pois a cegueira espiritual ou ilusão não nos permite vivenciar este libertador EU SOU, ou seja, impede-nos vivenciar a plenitude infinita do Ser (EU SOU). "Eu sou Fulano" nos ofusca e nos prende, mas somente enquanto não conseguimos remover a ignorância. "A Verdade que liberta" é EU SOU. A ilusão que nos escraviza é "eu sou Fulano".

"Nada pode cortar os laços da servidão, salvo essa maravilhosa espada da Sabedoria (*jnana*), forjada pelo discernimento, enquanto o fio foi afiado pela Graça Divina." (Sankaracharya: *viveka shudhamani*). *Jnana* elimina a falsa concepção do eu pessoal e simultaneamente revela a verdadeira natureza do Eu Divino.

Quem (em nós) fere e mata para conquistar aquilo de que gosta ou para repelir aquilo que detesta? O falso Fulano que supomos iludidamente que somos. Não é assim?

Na medida em que, pela prática de *viveka*, vamos conseguindo *desidentificar-nos* do tal Fulano, e, ao mesmo tempo, *identificarmo-nos* com a Suprema Verdade, que realmente EU SOU, que ocorre? A paz, a liberdade, a felicidade e a perfeição (tudo que gera *ahimsa*) vão crescendo, enquanto a possessividade, a aversão, o medo, a inquietação, o estresse, o conflito, a fraqueza... (tudo que produz *himsa*) vão desaparecendo. Esta, segundo Sankaracharya, é a mais eficiente maneira de alcançar *ananda* (a felicidade suprema).

DESIDENTIFICAÇÃO — Os vedantinos (sábios que ensinam o não-dualismo) instruem-nos sobre exercícios de desidentificação. Mentalmente devemos procurar nos desidentificar com o que nos leva à perturbação:

1) Eu não sou as coisas externas.

Há quem se identifique com seu partido, seu time de futebol, seu *status*, seus pertences, seu clã, a tal ponto que qualquer perturbação neles é sentida dramaticamente em sua própria carne. Os fanáticos são todos assim. Os maiores horrores têm sido praticados atualmente na Irlanda, entre fanáticos "católicos"(?) e fanáticos "protestantes"(?). Numerosos torcedores de futebol, também fanáticos, levados por esta lamentável identificação, se agridem selvagemente nas arquibancadas e nas ruas.

A sugestão é esta: esforce-se para não se identificar com o mundo externo a você, pois se tal acontecer, se tornará vulnerável à ira quando for atingido um dos objetos de sua identificação, e sobre tais objetos você não pode ter controle.

2) Eu não sou meu corpo.

A quase totalidade dos seres humanos se identifica com o corpo. Ora, o corpo é para nós, que somos uma Realidade espiritual, o que um escafandro é para um escafandrista, isto é, apenas um instrumento. Se concordarmos com o Cristianismo, que nosso corpo é o "templo do Espírito Santo", então desidentifiquemo-nos em relação ao corpo, que é sujeito à doença, decrepitude e morte, e nos identifiquemos com o habitante do templo — o Espírito Santo. Isto também nos imunizará contra *himsa* em todas as suas nuances.

3) Eu não sou meus pensamentos e emoções.

Noutro nível, nos identificamos com nossas emoções e pensamentos. Nossa Realidade Eterna, isto é, nosso Eu Superior, paira além da suposta irrealidade cambiante de emoções e pensamentos. Só chegaremos ao conhecimento da Realidade se nos libertarmos desta identificação que nos entretém e retém no universo mental. Enquanto identificados, reagimos a estados emocionais e a falsas convicções, sendo assim facilmente atingidos pelas naturais agressões e frustrações da vida. Em conseqüência, reagimos com o medo, o apego e as aversões, podendo enfurecer-nos de um momento para outro.

O candidato à Verdade, que pratica exercícios de desidentificação, imita os vedantinos, afirmando em relação às coisas do mundo externo, em relação ao que acontece ao corpo e ao nível mental-passional, *neti, neti, neti*. Traduzindo: (a Verdade que Eu Sou) não é isto, não é isso, não é aquilo...

Conforme a insistência e persistência com que pratiquemos este exercício, uma condição de invulnerabilidade vai se manifestando em nosso mundo interior. O que antes nos aborrecia, irritava, exasperava, progressivamente, vai perdendo o poder de nos afetar. Preciosa equanimidade vai crescendo, libertando-nos, protegendo-nos, desativando nossa reatividade, invulnerabilizando-nos, afrouxando aquela posição aguerrida que nos mantinha em fatigante defensiva, em eretismo psicofísico estressante, a prender-nos, e distrair-nos, nos desvios infernais do mundo impermanente.

IDENTIFICAÇÃO — Os vedantinos complementam o processo de desidentificação com o mundo, com a mente, com o ego mortal, praticando simultaneamente o exercício da *identificação*. De um lado, o praticante se liberta do falso eu, e de outro, simultaneamente, procura tomar consciência do Eu Supremo, o *Atma* ou o *Ser* (*Sat-Chit-Ananda*). Mais ou menos assim:

Eu não sou o que tenho, o que faço e a posição que ocupo. Eu Sou o Ser.

Eu não sou estas emoções, estes pensamentos, estas lembranças... Eu Sou o Ser.

Eu não sou meu corpo. Eu Sou o Ser.

O falso ego ou eu mortal me faz dizer "eu sou Fulano". O ego pessoal é como uma onda.

O Eu Divino, que Eu Sou, é como o mar.

A onda é limitada e provisória. O mar é imenso e eterno. As ondas são múltiplas. O mar, Um só. A onda surge do mar e a ele retorna. O mar emite a onda, mas continua permanentemente aquilo que É. Desidentifiquemo-nos da onda que parecemos ser, para identificar-nos com o Mar, que sempre É.

"SAT-CHIT-ANANDA" — O Ser Uno e Único tem muitos nomes. Um deles, para os hindus, é *Sat-Chit-Ananda*, nome perfeito que expressa Sua natureza, se assim podemos dizer.

Sat significa o Ser e também a Verdade. Quando Mahatma Gandhi tinha tanto apego à Verdade, é porque já percebera que Deus é Verdade. Tudo mais é ilusão. Tudo mais é miragem, isto é, *maya* — dizem os vedantinos. Quem se libertou da ilusão e se deu conta de *Sat* se libertou.

Chit é a Consciência Suprema. O mundo é um inquieto e caleidoscópico vir-a-ser. O mundo físico, que nos parece tão estável, a um parafísico atual mostra ser um dinamismo febril e agitado, no nível subatômico. O mundo físico não é o Real, pois muda a cada fração ínfima de tempo. *Que* percebe isto? A Consciência. Meus pensamentos mudam e também as emoções. *Que* o percebe? A Consciência. Meu corpo muda sempre. *Que* percebe isto? A Consciência. As coisas, o corpo, a mente, tudo muda, portanto, não têm realidade. Só é real Aquilo que percebe, sempre, sem mudar. Tudo que muda é irreal, isto é, surge e se consome desaparecendo. Só a Consciência, imutável e onipresente, é Real. Não somos o mutável, mas sim a imutável Consciência.

Ananda é Suprema Bem-Aventurança. É a Felicidade inalterável, sem vacilações, sem câmbios, sem começo nem fim. A felicidade, em termos humanos, dura tanto quanto dura a posse daquilo que nos dá prazer ou segurança. Somente o Ser Real, o Supremo Ser, o eterno e infinito Eu Sou, é aquilo que os cristãos chamam *Summo Bonum*, ou Supremo Bem, é felicidade eterna. Enquanto, na ilusão de que somos as coisas, o corpo e a mente, podemos simplesmente gozar, nunca porém ser felizes. Só o seremos em *ananda*.

Sat-Chit-Ananda é a Realidade Absoluta, que é a Essência de tudo que existe. É o Ser de nosso ser. É aquilo que somos, depois de libertos da ignorância (*avidya* ou *ajnana*).

BRAHMAN — Sendo Brahman o Ser de todos os seres, todos os seres são, em essência, o Ser, Brahman. Ele é, portanto, onipresente. As coisas, como existências, são irreais, mas são reais em Essência.

Em outras palavras, Krishna no *B. Gita* diz:

"Eu Sou o sabor nas águas... Eu Sou a luz na lua e no sol. Eu Sou a sílaba Om em todos os Vedas. Eu Sou o som no éter e a hombridade no homem. Eu Sou a suave fragrância na terra e o brilho no fogo. Eu Sou a vida em todos os seres e a austeridade nos ascetas. Conhece-me, ó Partha (Arjuna), como a eterna semente de todas as existências. Eu Sou a inteligência do inteligente. Eu Sou o esplendor do fulgurante. Eu Sou a força do forte, livre do desejo e da paixão..." (Bhagavad Gita VII: 8-11)

PANTEÍSMO — Certos teólogos cristãos têm quase pavor à palavra *panteísmo*. Fogem a qualquer doutrina que pareça dizer — *tudo é Deus*. Consideram heresia dizer que este papel, esta mesa, este corpo, esta casa, a chuva, o estrume, o gatinho, tudo (*pan*) é Deus (*Theos*). Efetivamente, se acreditamos num Deus distante, "feito à imagem e semelhança do homem", isto é, um Deus antropomórfico, a dar a uns e tirar de outros, a abençoar uns e condenar outros, fica difícil aceitar que Ele *Seja* todas as coisas. Os vedantinos e os yoguis também repelem o *panteísmo*, se as coisas forem colocadas nestes termos.

DUALISMO — Teólogos dualistas estabelecem que o Criador é Algo *diferente* e *distante* de suas criaturas. Sendo a *diferença* e a *distância* insuperáveis e eternas, há duas realidades distintas: Deus e o mundo. Assim, o homem nunca chegará a ser Deus. O máximo a que o devoto pode aspirar é a felicidade de contemplar Deus à distância. Nunca se unir a Ele. Poderá aspirar a sentir o sabor do Mel, mas se tornar o próprio Mel, jamais. O Criador, opinam eles, criou as criaturas como o oleiro cria os potes. Ele, de um lado, totalmente diferente e distante, e do outro, os potes. Os dualistas repelem a noção da imanência, isto é, que o Criador esteja *presente* nas criaturas como substância e vida. É por assim pensar que o dualista rechaça o que chama de *panteísmo*. Deus não pode (o contestador proíbe) *estar* nas criaturas, tal como o oleiro não pode *estar* nos potes de sua fabricação. A criação foi feita em sete dias (há um tempão enorme) e depois disso, Deus parou, estabelecendo a eterna diferença e a eterna distância abismais.

MONISMO — Os sábios monistas (*mono* — do grego — significa *um*) afirmam o oposto: o Criador está em sua criação, assim como estamos nos pensamentos que criamos. Segundo os Mestres *advaitas* (não-dualistas ou monistas), o Criador continua ininterruptamente criando sua criação. Cristo afirmou isto: "*Meu Pai trabalha até agora, e eu também*" (Jo 5:17). Quanto à imanência, ou seja, a presença atuante do Criador na criatura, também Jesus ensinou ao afirmar a *unidade*, o monismo cristão. Ele o fez em sua despedida, na ceia, entre os apóstolos: "... a fim de que *todos sejam um*, assim como Tu, Pai, estás em *união* comigo, para que também eles estejam em *união* conosco..." (Jo 17:20,21). Eis o *Cristianismo Advaita*, na *Palavra* santa e sábia de meu Guru. Ele (cordeiro de Deus) veio para remover o *pecado* do mundo, isto é, a imperfeição. E a imperfeição é a ignorância genitora do ego (eu sou Fulano). Por isso mesmo, Jesus conclamou todos nós, num desafio que ressoa pelos séculos e milênios, passando de raspão nos ouvidos moucos dos alienados, presentes em todas as religiões: "Sede perfeitos como vosso Pai do Céu é perfeito" (Mt 5:48). Imperfeição é distância e diferença, que a mente (e não Deus!) cria. Imperfeição é *dualismo*, que nos afasta do Ser que Eu Sou. Perfeição é monismo, cristianismo (em Espírito e Verdade), que nos permite poder dizer, imitando Jesus: "Eu e o Pai somos Um." Imperfeição é o que nos limita, nos prende, nos desvia, nos maltrata e nos isola. Enquanto, egocentrados, nos firmamos na malfazeja crença: "eu sou Fulano".

PANENTEÍSMO — O não-dualismo não comete o erro panteístico. Se afirmasse que Deus e sua criação são uma coisa só, admitindo que o Ser de Deus está *todo* em *tudo*, poderia ser denunciado como panteísta. Mas o *advaita* (não-dualismo) é *panenteísta*, pois ao mesmo tempo que afirma a imanência (Deus em tudo), isto é, o Cristo Cósmico, também afirma que Deus não se esgota em sua criação. Ele a *transcende*; continua distante e inconfundível como o Pai. Há uma parte de Deus que permanece eternamente imanifestada, incondicionada, sem atributos. É infinita, pura consciência, intocável, incalcançável. Deus está na natureza (*prakriti*), mas também fora. É imanente e também transcendente. É Uno na transcendência. É múltiplo na imanência. O Cristo é imanente. O Pai, transcendente. Mas os dois são Um. Tal mistério só o entenderemos quando, em Verdade, soubermos que o Cristo é o *Caminho*, a *Verdade* e a *Vida*.

Deus transcendente se faz imanente, assim o Pai está no Filho. Se vencida for a ignorância, anularemos a *distância* e a *diferença* em relação ao Filho, e seremos unos com Ele e, imediatamente, unos com o Pai. O Filho, imanência, é que nos pode levar ao Pai, que é transcendência.

O PECADO ORIGINAL — Este estado de ignorar que somos UM, no UNO-SEM-SEGUNDO, gera e mantém a cisão, a separação. Nele, continuaremos, cada um de nós, separados dos outros, isto é, incapazes para o Amor e predispostos, portanto, a *himsa* (violência). Quando conseguirmos "elevar o Filho do Homem", deixaremos de dizer "eu sou Fulano", mas diremos somente "EU SOU" (Jo 8:28).

Elevar o "Filho do Homem" em nós é nos dar conta de

sermos *Aquilo* em que "vivemos, nos movemos e temos nosso Ser" (At 17:28), isto é, *Atma, Sat-Chit-Ananda*, o *Ser, Brahman*... Enquanto o Filho do Homem continuar submerso, subjugado, negado, então merecemos as palavras que Jesus disse para os fariseus que o interpelavam: "Vós sois do diabo, vosso pai, e quereis realizar os desejos de vosso pai, que foi homicida desde o princípio e não permaneceu na Verdade... porque é mentiroso, pai da mentira" (Jo 8:44).

DIABO — Esta não é uma palavra que expresse *himsa*, pois Jesus não era capaz de odiar e proferir impropérios. *Diabo* (oriundo do grego) significa exatamente *aquilo que divide, separa, desune, afasta*. O que provocar separação entre mim e Deus e entre mim e você é diabólico. Ser "filho do Diabo" é ser resultado de/ou gerado por *aquilo* que produz diferença e distância. E que é o tal *aquilo*? O próprio Cristo responde que é a "mentira", o embuste, a ilusão; é o não permanecer na Verdade. Krishna responderia com uma palavra que significa a mesma coisa: *avidya* (*a*, negação; *vidya*, Verdade).

Resumindo: enquanto estivermos em ilusão (*avidya*), seremos filhos da ilusão, a pensar, desejar e fazer somente aquilo de que gostamos, pois o eu-pessoal-mortal é exigente e insaciável. Enquanto "filhos-da-ilusão", portanto, somos presas de *himsa*, a lutar por nossa "felicidade" particular.

Quando, através da Jnana Yoga, desmascararmos o "diabo", gerador da cisão, e ao mesmo tempo conseguirmos "erguer o Filho do Homem", já não nos sentiremos diferentes e separados, mas unificados e reintegrados no Espírito (*purusha*, que significa Homem Cósmico) e estaremos totalmente incapacitados para odiar, e entregues ao Amor.

INVOCAÇÃO À UNIDADE — Annie Besant, que presidiu a Sociedade Teosófica, criou uma oração à Unidade, a lembrar-nos que não somos diferentes nem separados, mas unos. Ei-la, para o uso daqueles que quiserem "levantar o Filho do Homem", que é *Amor* (*ahimsa*) e simultaneamente suplantar o "filho do diabo", que é ódio e violência (*himsa*):

"Ó Vida oculta, que vibras em cada átomo,
Ó Luz oculta, que brilhas em toda criatura,
Ó Amor oculto, que tudo abranges na Unidade!
Saiba todo aquele que se sente Uno contigo,
Que ele, por isso mesmo, é uno com todos os outros."

"MANTRA" DA UNIDADE — O *mantra* usado por Jesus era "Eu e o Pai somos UM".

O que foi ensinado pelos Mestres vedantinos é: *Ham Sa*, que se traduz assim: Eu Sou (*Ham*) Aquilo (*Sa*). Pronunciando, durante o dia, o maior número de vezes um desses dois *mantrans*, consegue-se, com o correr do tempo, progressivamente, vencer a ilusão (*avidya* ou diabo) e realizar a Verdade (*vidya*).

Dito por Jesus, aceita-se. Mas dito por um de nós, que se reconhece pecador, soa como terrível blasfêmia. "Como eu, um sujeito inferior, limitado, condicionado, neurótico, pobre, débil, pode ter a audácia de dizer que é Deus???" — não é o que nos ocorre, logo após ler o que acima está?

AUTO-SUGESTÃO — Os conhecedores do fenômeno da auto-sugestão não têm a menor dúvida de que *nós nos tornamos aquilo que acreditamos ser*. Ora, se você quiser continuar afirmando, como há milênios nos tem sido ensinado, que somos pecadores, continue, e assim retardará a libertadora ascensão do Filho do Homem, e perpetuará sua condição de "filho do diabo". Mas, se tiver certeza no mecanismo cibernético da mente e em seu poder de promover a alquimia, deixe para lá esta lamentável condenação à "blasfêmia"(!) e passe de agora em diante a afirmar "Eu e o Pai somos Um" ou "*Ham Sa*". Dessa forma, dia a dia, minuto a minuto, vá, através dos *mantrans*, subindo a "escada de Jacó", vá cristificando sua vida, "levantando o Filho do Homem", superando sua condição diabólica, sua atual alienação espiritual. Este é um dos métodos da Jnana Yoga que complementará o outro método, já referido, o da desidentificação.

A mudança se processará assim:

1) desidentificação com o "homem velho" filho de *avidya*;
2) identificação com o Cristo, ou seja, o nascimento do "homem novo", filho da Vida, da Luz e do Amor.

Se ainda estiver tendente à dúvida sobre sua potencialidade divina, escute novamente Jesus a dizer: "Sede perfeitos como vosso pai do Céu é perfeito" (Mt 5:48); e, "... aquele que é fiel a Mim, fará as obras que eu faço e fará maiores que elas" (Jo 14:12).

Se admitir "eu não posso jamais ser Aquilo", continuará se autolimitando, se autocondenando, se automistificando...

É claro que o Fulano que você tem certeza (?) que é, jamais será como um Deus. Desde que haja um Fulano no trono, como impostor, o verdadeiro dono do trono (EU SOU) fica longe. Ele só se apossará do trono quando o usurpador deixar de existir. Sua personalidade é como um soldado, com uniforme e armas de um soldado. Sua Individualidade Suprema (*Atma*, Cristo) é como um sacerdote, digamos, com o hábito e os paramentos. Enquanto o soldado não se despir de sua farda e de suas armas, o sacerdote também não renunciará às suas vestes. Quando o soldado estiver despido, o sacerdote também se despirá, e então as diferenças e as distâncias já não existirão e eles verificarão que são idênticos — o Homem.

"JNANA" E "AHIMSA" — A Verdade liberta-nos da ilusão de ser um Fulano, conseqüentemente liberta-nos de todos os apegos, todas as aversões, todas as fobias, todos os caprichos e reivindicações desse Fulano, que é aquilo que gera a violência. A Verdade nos torna não-violentos.

Astanga Yoga

PATANJALI YOGA — *Astanga* (*asta*, oito; *anga*, membros). Astanga Yoga é a *Yoga de oito componentes*, mais conhecida como Raja Yoga (Yoga Real). Foi codificada pelo sábio Patanjali, baseando-se nos milenares conhecimentos yóguicos que a tradição oral transmitia através das gerações, de Guru a discípulo. Era conhecimento esparso, assistemático, embora verdadeiro e profundo.

Patanjali produziu um pequeno manual chamado *Yoga Sutra*, em quatro capítulos, ensinando as oito etapas do caminho a ser percorrido pelo aspirante, culminando com a libertação da Consciência de sua servidão e confinamento na matéria. A libertação só acontece quando a mente atinge o estado de total quietude, vazio, silêncio e abstração.

O método é uma ascese eficiente, que permite, passo a passo, a correção das imperfeições da mente, bem como, por fim, sua perfeita quietude e lucidez.

Cessado todo o funcionamento da mente objetiva, produz-se a libertação da Consciência ou Espírito.

O Espírito, restituído à sua plena liberdade, entra no gozo do Ser.

O que nos impede gozar a Suprema Bem-Aventurança, segundo Patanjali, é o febril funcionamento da mente, assim como só se consegue ver a lua em sua inteireza, quando refletida no lago, se as ondulações deste se aquietarem totalmente.

Nossa mente, em seu estado normal, isto é, em sua condição de mediocridade, é impura, desconcentrada, toldada e agitada. A prática do Astanga Yoga corrige todas estas imperfeições, e a condiciona para a experiência culminante de sua cessação.

OS "ANGAS" — São oito os componentes do sistema:

1. *Yama*;
2. *Niyama*;
3. *Âsana*;
4. *Pranayama*;
5. *Pratyahara*;
6. *Dhârana*;
7. *Dhyana*;
8. *Samadhi*.

Vejamos um a um.

"YAMA" — *Yama* é o conjunto de cinco abstenções em nosso comportamento, visando a estabelecer um relacionamento perfeito e eficiente com nossos semelhantes. É um comportamento moral perfeito. As cinco abstinências são:

a. *Ahimsa*, que é objeto de estudo de todo este livro (não ferir);
b. *Satya*, veracidade, o oposto de hipocrisia (não mentir);
c. *Asteya*, evitar apropriação indébita (não furtar);
d. *Brahmacharya*, vida casta, isto é, voltada para Deus;
e. *Aparigraha*, evitar a insatisfação (não cobice).

Não pode ser eficaz e verdadeira a meditação de alguém que está em dívida com seus semelhantes, se há alguém a quem feriu, a quem enganou, a quem furtou, a quem explorou sexualmente, a quem deseja ou desejou arrebatar algo. As vítimas estarão vibrando contra o pretenso meditante. À mente deste acorrerão lembranças e remorsos, que a inquietarão, e frustrarão a pretensão de meditar. São Paulo insistiu: "Fazei o possível para viver em paz com os homens..." (Rm 12:18)

"NIYAMA" — É o conjunto de cinco preceitos, que, bem cumpridos, produz a paz no mundo interno. Enquanto *Yama* gera a paz com os outros, *niyama* gera a paz com nós mesmos. Formam *niyama*:

a. *Sauca* (pronuncia-se *saucha*) significa pureza interna, externa, física e mental (mantenha-se puro);
b. *Santosha* significa contentamento (contente-se com o que tem, com o que faz, com não poder ter, com o que não pode fazer...);
c. *Tapas* é uma palavra que literalmente significa *queimar*. *Queimar* por quê? É o fogo que, não somente purifica, mas melhora a têmpera. Um aspirante é um asceta, e na ascese aprimora a têmpera, se fortalece

para vencer o "caminho estreito". *Tapas* é disciplina, austeridade, resistência contra a fadiga, contra o desconforto, a doença... (seja um forte);

d. *Svadhyaya* significa procurar conhecer-se, não somente como personagem, mas como Ator, isto é, como ego mortal mas como o próprio Ser que todos somos ("conhece-te a ti mesmo");

e. *Ishvarapranidana* significa entregar-se a Ishavara (o Senhor). Sem a Graça Divina, o esforço do aspirante é impotente. Humildando-se, enquanto se esforça na disciplina espiritual, o aspirante se entrega total e incondicionalmente a Ishvara (Deus pessoal). Conseguimos o máximo quando permitimos que seja feita a vontade de Deus (entregue-se irrestritamente a Deus).

Puro, contente, resistente e bem curtido, conhecendo-se a si mesmo e entregue às mãos de Deus, alcança-se a paz, a paz pessoal, aquela que "transcende a compreensão humana", aquela que só o Cristo (Ishavara) nos pode dar. Não é a paz que compramos do mundo.

"ÂSANA" — *Âsana* é a postura psicossomática, que deve ser confortável e estável, a tal ponto que nos permita meditar por um bom tempo, sem sentir desconforto (dores, fadigas...) nem desafio ao equilíbrio. Só assim podemos meditar com eficácia. O conforto e a estabilidade nos permitem atingir um estado no qual o corpo fica como se não existisse. Diríamos que então se goza paz no corpo.

"PRANAYAMA" — *Pranayama* é o controle (da bioenergia *prana*), que mantém vivo o corpo e vivifica a mente. É só quando o alento praticamente pára, estando não obstante todo o sistema abastecido de energia, que os movimentos mais rebeldes da mente podem parar. Paz no sistema energético.

"PRATYAHARA" — *Pratyahara* é a suspensão das funções sensórias. Os órgãos dos sentidos são desligados. Suas mensagens não atingem o cérebro. É a paz nos sentidos.

"DHÂRANA" — *Dhârana* é o estado de concentração da mente, com relativa minimização de seus movimentos agitados.

"DHYANA" — *Dhyana* é o estado de meditação que sucede a uma concentração que se prolonga. O objeto em que se medita está ininterruptamente ocupando a atenção.

"SAMADHI" — *Samadhi* acontece quando a meditação se prolonga e permite que a mente que contempla e o objeto contemplado se unifiquem, e os movimentos dela conseqüentemente param. É um estado feliz. É quando se alcança o Yoga. É quando o Espírito se liberta, e se isola em seu Reino de Bem-Aventurança e Plenitude.

A Astanga Yoga não comete o equívoco de pretender atingir a Meta suprema através de técnicas (físicas, psíquicas, psicofísicas, sexuais, energéticas...) que "falsos profetas" nos dias atuais andam propondo, e disto tirando grande proveito econômico para suas multinacionais empresas de "meditação", "controles", "iluminações", "despertamentos de Kundalini", "poderes supranormais"... e muitas outras atrações.

A transformação ética é pré-requisito *indispensável* às práticas e a todo restante do caminho. Enquanto reinar em nós um ego capaz de ferir os outros, que gosta de mentir, que não vacila em furtar, que se entrega a curtições eróticas selvagens, que é fervido no caldeirão da cobiça, cheio de impureza, permanentemente descontente e reivindicante, que não tem o mínimo de equanimidade e nobre resistência, que não tem qualquer percepção sobre si mesmo (um alienado portanto), e que desconhece Deus e conseqüentemente muito menos se devota a Ele, é imprudente iniciar as práticas da Raja Yoga e de outras Yogas igualmente austeras e arriscadas como a Laya e a Kundalini Yoga.

Técnicas sem ética, propõem os charlatães.

Primeiro, a ética, e depois, as técnicas: propõem os verdadeiros Mestres.

"Ahimsa", a Meta

Não obstante parecer repetitivo, trato aqui com maior profundidade do pré-requisito ético do Yoga de Patanjali.

Ahimsa é colocado à frente de todos os *yamas* e *niyamas*, não só como sendo o mais importante, mas por ser o próprio objetivo de todas as abstinências e preceitos éticos estabelecidos por Patanjali. Todas as virtudes conduzem a *ahimsa*. Vejamos:

"SATYA" — A segunda abstinência ou *yama* é "abstenha-se de mentir".

Satya é não somente a Verdade, mas a veracidade. Quando o *yoguin* se abstém de iludir, de mentir, de comunicar aquilo que ele sabe que não é, está agindo em nome do amor que tem pelos outros. Quando, ao contrário, hipocritamente, explora a credulidade do interlocutor, comete uma violência, um desrespeito, está ferindo, embora de maneira sutil, alguém que precisa da Verdade. Viver a verdade, pensar, querer, dizer a verdade é *ahimsa*; é contribuir para o bem.

Há, no entanto, certas verdades que se forem ditas de

maneira crua chegam a ferir, a desgostar, a machucar o próximo. Há verdades que, expressas sem caridade, embora sendo verdade, configuram violência. Quando tivermos de optar entre uma verdade que machuque e o evitar machucar, ensinam os Mestres, que se sacrifique a verdade ao amor, isto é, que se pratique *ahimsa* mesmo em detrimento de *satyam*. Há um exemplo clássico para ressaltar este preceito: se um homem em fúria assassina, um assaltante feroz, lhe perguntar onde se encontra aquele que ele procura matar e você mentir indicando-lhe uma direção falsa ou omitir o que sabe, você está sacrificando a verdade, mas está entronizando o amor.

A verdade sempre deve servir ao amor. *Satya* deve conduzir a *ahimsa*.

"ASTEYA" — A terceira abstinência é "não se aproprie do que não é seu". *Asteya*, não furtar (roubar), é um mandamento em proveito do amor. Qualquer furto é *himsa*, é violência, pois causa dano patrimonial e, indiretamente, outros danos à vítima. Não é preciso que o roubo seja de objeto material (dinheiro, jóia, utilidade...), devemos evitar igualmente roubar idéias, prestígio... Tudo isto, que tanto se vê em nossa humanidade infeliz, é *himsa*. Se não chega a ser ódio, é falta de amor, falta de caridade. Os lucros excessivos são agressões, constituem violência. A humanidade viveria em paz se cada um evitasse apropriar-se indevidamente de qualquer valor, tirando-o, desonesta e cruelmente, dos demais. Haveria para todos o bastante para viver. Em proveito do amor (*ahimsa*), devemos respeitar *asteya*.

"BRAHMACHARYA" — A quarta abstinência é em relação ao sexo. "Abstenha-se do sexo" seria sua formulação literal. Mas tal conceito de castidade carece de um esclarecimento. Não se refere a "castração" psíquica. Não implica repressão. Não é um anátema à união sexual. Nada disso. Uma vida casta é aquela que conduz (*achária*) para Deus (*Brahman*). *Brahmacharya* é o caminho para Deus. E nisto, sexo não é pecado. Pecado, erro, desvio deste *caminho* é o abuso, a aberração, a degradação, a poluição sexual. O sexo é tão divino como o pensar, o respirar... A atividade sexual perpetua a vida e é uma função a serviço de Deus. A energia sexual, tanto quanto a espiritual são expressões de *Shakti* (a Mãe Divina). Como sexo, com pureza e castidade, pode ser condenado como pecado? O anátema não é sobre o sexo, mas sobre a exploração e o abastardamento do que é divino. Explorar sexualmente outrem, corromper sexualmente outrem, é agressão, é violência, é falta de amor. Patanjali nos diria: tendo *ahimsa* (o amor) por objetivo, não abastarde o sexo, não fira a dignidade de seu companheiro ou companheira, mas, ame-o com Amor divinizante. Diria também Patanjali, não use a Shakti (energia) tão exagerada e obsessivamente para a atividade sexual, mas seja sóbrio, economize energia para canalizá-la no sentido vertical da espiritualização. Em outras palavras: poupe-se no sexo, e assim, acumule *ojas shakti*, energia espiritual.

"APARIGRAHA" — A quinta abstenção é "não cobice". A cobiça produz *himsa*, isto é, desamor, descaridade, violência, crueldade, ódio, e se manifesta como variados crimes contra os outros. A cobiça é uma ansiedade por ter mais, conquistar mais, reter e multiplicar o que já se tem e desfruta... E tudo isto só é possível sacrificando os outros. Na concorrência — "eu devo ter mais e ganhar mais..." — o ambicioso não vê irmãos diante de si, e muito menos a Unidade Essencial; vê somente vítimas a serem exploradas, dilapidadas, empobrecidas, esmagadas... Que é isto senão violência! Os que se abstêm de cobiçar estão concorrendo para o amor, para a caridade, para a justiça. Isto não é *ahimsa*?!

Vimos até aqui como abstinências contribuem para *ahimsa*. Agora veremos como os preceitos também o fazem.

O primeiro preceito diz "seja puro". O praticante de yoga deve cultivar pureza em seus diversos aspectos: interna; externa; física; psíquica.

Parece difícil encontrar correlação entre pureza interior e *ahimsa*. Um interior impuro é um organismo intoxicado. Ora, uma pessoa intoxicada, digamos no caso de uma vítima de prisão de ventre e simultaneamente um comedor de carne (alimento, próprio para as feras, as quais precisam ser violentas), sua predisposição é muito mais para reações bruscas, agressivas e descontroladas do que o contrário.

A limpeza externa, mesmo numa pessoa de escassa beleza, lhe dá uma aparência agradável e amena. Ao contrário, caracteriza-se como falta de caridade uma aparência suja, desalinhada, fétida. Em homenagem ao amor e à benevolência, cuide de sua pureza externa.

O segundo preceito é "cultive contentamento". Uma pessoa contente é um violento a menos na sociedade. O descontente, ao contrário, é um perigo solto. O descontente, sujeito à inveja, à insegurança, à intemperança, é potencialmente um agressor. Em silêncio rumina planos, em seu coração deseja algo, mesmo que seja contra alguém. Isto já é *himsa*. O homem contente, humilde e satisfeito, por que vai se atirar contra quem quer que seja, contra o que quer que seja? O contentamento o faz equânime e feliz. Não se sente ameaçado. Não se sente desafiado. Nem ofendido. Nem intranqüilo. É uma pessoa pacífica, paciente, contente. Isto lhe assegura conviver em paz, em *ahimsa*.

O terceiro preceito é difícil sintetizar, como os outros, em apenas uma sentença, pois o termo sânscrito *tapas* tem múltiplos significados. Conforme o significado que lhe atribuamos, o preceito muda, mas todos eles concorrem para reduzir a violência no mundo. Vejamos:

a) "pratique austeridades", isto é, discipline seus desejos de conforto, de mordomia, de gozo, de sensualidade, não precisando chegar às mortificações enfermiças e masoquistas;
b) "melhore a têmpera, a *endurance*, a condição espartana no corpo e na mente, tanto que o corpo venha a se tornar um instrumento domado, afinado, resistente à enfermidade, à fadiga fácil, ao ataque do tempo e das intempéries";
c) "deixe queimar as impurezas, as incrustações adversas ao caminho, os vestígios de condições impróprias à realização maior";
d) "não se deixe amolecer no conforto, na segurança, no ócio, no luxo, na luxúria...", o que equivale dizer: fortaleça sua vontade e seu caráter.

Em qualquer destas interpretações para a palavra *tapas* (literalmente, queimar), o preceito nos vacinará contra o rancor, o ódio, a violência, a ira, isto é, contra *himsa*. E não é exatamente isto que se entende por *ahimsa*? A evidência mostra que só os fracos e medrosos atacam. Assim, um sereno praticante de *tapas*, que nada teme e tem o dom de suportar tudo com equanimidade, um sereno praticante de *tapas*, que é essencialmente um forte e destemido, jamais produzirá sofrimento no mundo.

O quarto preceito recomenda "estude-se e estude o Ser". Como pudemos ver nas páginas 15 a 23, desde que alguém, por uma auto-análise isenta e corajosa, constatou ser uma pessoa violenta, tem a condição básica para tornar-se não-violenta. É a partir de uma autognose, ou melhor, de um diagnóstico de si mesmo, que o indivíduo pode se tratar de um traço ou outro de seu caráter, temperamento ou conduta.

Iludido, acreditando ser uma pessoa pacífica, não tenho como me curar de minha violência intrínseca e inapercebida. Nas páginas 43 a 64, vimos como só aquele que começa a sentir o Ser, e consegue sentir o mesmo Ser nos seres dos outros, perde definitivamente sua possibilidade de ferir, e ao mesmo tempo, não pode mais deixar de muito amar.

Se uma autognose não revela a alguém que ele é agressivo e violento, mentiroso, desonesto, vítima de sexualidade mórbida em quantidade e qualidade, ambicioso, impuro, descontente, comodista e frágil... como corrigir tantos defeitos? *Svadhyaya*, como o estudo de Ser de todos os seres, é o preceito mais eficiente para trazer paz entre os homens, para implantar o amor.

O quinto *niyama* seria expresso assim: "entregue-se total e irrestritamente a Ishvara, Deus pessoal, Aquele, sem a Graça do Qual é impossível a realização do Yoga, ou União". Quem vive entregue a Deus não tem problemas. Não tem reivindicações a fazer. Não tem combates a travar. Já tem tudo, e é tudo. Seu estado de entrega dispensa-o de ansiedades, fobias, receios, revoltas, indignações, inseguranças, finalmente de todos estes e outros estados aflitivos da mente, que tornam o homem explosivo, mau, e mesmo feroz, quando ameaçado ou contrariado. O devoto, que se entregou, está acima de qualquer ofensa ou queixa; vive em *ahimsa* tão natural como um regato que corre e uma flor que abre. Seu euzinho, que era reivindicante, ranzinza, ciumento, invejoso, ofendível... está gozando a quietude plena.

Do exposto, podemos concluir, sem dúvida, que, se a maioria dos homens praticasse a ética do Yoga, que em nada é legalista, repressiva, obsessiva, fanática e mórbida, na humanidade reinaria a Paz. Viveríamos gostosa e gloriosamente em *ahimsa*.

"AHIMSA" — FATOR DE SAÚDE

Saúde Mental

NEUROSE E PARANÓIA — Pessoas mentalmente sadias não agridem. Há uma inegável relação entre violência e insanidade mental, bem como entre empatia (capacidade de amorosamente sintonizar com as emoções dos outros) e sanidade mental. Psicoterapeutas e psiquiatras identificam uma base comum em todas as formas de neuroses. Esta é uma egocentração, que impede a empatia. Há neuróticos que vivem a pedir: "compreendam-me"; "ajudem-me"; "sirvam-me"... Outros usam agredir para exigir tais coisas. Em exame superficial, parece que só no segundo caso há violência. Na verdade, no primeiro há também, somente que é violência sutil, difícil de identificar. Explorar e manipular o próximo é uma forma discreta de *himsa*, mas o é.

Nos casos em que a egocentração se hipertrofia, surge o quadro chamado paranóia. O paranóico é um hiperegocentrado. Seja para sentir-se vítima ou, ao contrário, para impor-se ao mundo como um merecedor de amor, admiração, obediência, como um predestinado a dividir a humanidade em dois períodos — "antes e depois de mim". Hitler,

Mussolini, e alguns novos "gurus de consumo" são exemplos de homens que se declaram "providenciais", que, inebriados na auto-adoração, por sua vez iludem, fascinam e manipulam milhões, exercendo uma forma extremamente cruel e catastrófica de violência.

Um estudo apresentado pelo Dr. R.H. Singh, Ph.D., ao Seminário de Ahimsa, realizado pelo Yogocen, em Varanasi (08/11/81), vai ajudar-nos a refletir sobre sanidade mental e *ahimsa*.

FRUSTRAÇÃO — "Pode-se demonstrar que a saúde mental é uma condição de bem-estar emocional. O crime não é um traço natural no homem comum. A tendência ao crime, especialmente da violência, se desenvolve como uma reação à frustração. A frustração ocorre quando o progresso ou a perseguição a um objetivo são obstruídos" (Hilgard e Atkinson, 1976). Os indivíduos mostram considerável variabilidade de comportamento, quando, na perseguição da meta, se vêem bloqueados. Ansiedade e frustração, sendo emoções desagradáveis, não podem persistir por tempo indefinido num indivíduo. Ele cria mecanismos contra a ansiedade. Métodos diretos de lidar com a ansiedade envolvem tentativas de modificar a situação que a produz... Uma variedade de crimes, incluindo tendências à violência, pode resultar da frustração e de tentativas de superação.

"Conforme dissemos, crime e violência não são próprios de mente sadia, no entanto, difícil é definir normalidade em saúde mental, particularmente numa sociedade complexa em acelerada mudança como a de hoje. Entretanto, normalidade essencialmente se refere a indivíduos ajustados ao ambiente. 'Traços normais de personalidade eram aqueles que ajudavam os indivíduos a se ajustarem ao mundo onde viviam

— conviver bem com os outros e encontrar um lugar, um papel na sociedade'" (Hilgard e Atkinson, 1976).

CONCEITO DE SAÚDE MENTAL — "A despeito da falta de consenso na definição de *personalidade normal*, muitos psicólogos concordam em que as seguintes qualidades indicam boa saúde mental:

1) Eficiente percepção da Realidade;
2) Autoconhecimento;
3) Habilidade de exercer controle voluntário sobre o comportamento;
4) Auto-estima e auto-aceitação;
5) Habilidade para manter relacionamentos afetuosos;
6) Produtividade."

"HIMSA" E SAÚDE MENTAL — "Como se vê, *himsa*, ou seja, a violência de qualquer espécie, não tem lugar em mente sadia. A tendência a *himsa* é um aspecto da mente doente, e é possível superar tal tendência e promover *ahimsa*, tanto no nível social como no individual.

É necessário popularizar a saúde mental através de práticas como a meditação yóguica. A promoção da saúde mental por tais práticas, seja pelo indivíduo, seja pela sociedade, pode reduzir crimes, inclusive *himsa*. Porque *himsa* é essencialmente um fenômeno mental, conforme foi concebido nos velhos textos em termos de *bhava himsa kasava*. O *dravya himsa* ou o assim chamado *avatnacara*, isto é, a violência sem motivo ou intenção é um mal muito menor. Assim, *himsa* é um problema de saúde mental. Portanto, *ahimsa* pode ser alcançado através da promoção da saúde mental."

FRUSTRAÇÃO E VIOLÊNCIA — Efetivamente, frustração gera agressão. O homem com a mente sadia, que cultiva contentamento não tem por que agredir, ferir, maltratar, prejudicar os demais.

Que é frustração? É o sentimento da impossibilidade de conquistar o que se deseja ou afastar o que desagrada. O homem contente minimizou seus "adoro" e "detesto" e, assim, vive em paz, vive em *ahimsa*. O homem comum, inquietado por mil e um desejos e apegos, por um lado, e por outro, armado contra muitas coisas a que tem aversão, vive engatilhado, disposto a explodir para adquirir e/ou manter aquilo que lhe agrada ou para rechaçar o que, ao contrário, o incomoda e desagrada. Quando a frustração é total e se apresenta ao indivíduo como um sentimento de impotência, seja para trazer a si ou para afastar de si, cai presa do medo. E é o medo que produz as reações violentas mais dramáticas e desastrosas.

QUE É SER NORMAL — Hilgard e Atkinson, citados pelo Dr. Singh, conceituam como "traços normais de personalidade" aqueles que ajudam o indivíduo a "se ajustar ao ambiente". Ora a "normalidade" a que eles se referem, parece-me, tem pouco a ver com saúde mental, ou melhor, é fator e também sintoma de doença mental, pelo menos se considerarmos o estado de morbidez desta neurótica, injusta e violenta sociedade contemporânea. Podemos dizer que vivemos numa sociedade justa, pacífica, harmoniosa, sadia?! Aquele que a ela "se ajusta" goza saúde mental, ou acontece o oposto?

A "normalidade" é um critério estatístico. "Normal" é o indivíduo que está ajustado à "norma", isto é, ao comportamento típico, o mais freqüente dentro da sociedade. Que se encontra com mais freqüência nesta sociedade?! Equilíbrio, nobreza, veracidade, amor, justiça, desapego, serenidade, auto-suficiência, autocontrole... ou o oposto?!

O indivíduo "normal" é o que vive na média, isto é, na mediocridade. Ser medíocre assegura saúde mental?! A mediocridade é agressiva, e assim, o medíocre, isto é, o "normal", é um predisposto à violência, ou um violento. Foram os "normais" (os medíocres) que mataram Sócrates, Jesus, Gandhi, Luter King.

Dr. Singh faz um inventário de "seis qualidades que, segundo os psicólogos, indicam boa saúde mental":

NOÇÃO DE REALIDADE — (1) Eficiente percepção da Realidade (*sic*) — bastaria esta qualidade para produzir o mais perfeito *ahimsa*. Afirmo-o, referindo-me à REALIDADE (*Brahman, Atman, Sat-Chit-Ananda*, e *Uno-Sem-Segundo*, o Ser). A "percepção" (*insight*) desta Realidade Transcendente impossibilita *himsa*. Por quê? Porque tal "percepção" implica a perda total e redentora do *eu pessoal*, isto é, a perda de exatamente "aquilo" que, gerado pela ignorância, é, por sua vez, o único gerador dos desejos e apegos egoísticos, das aversões, antipatias e repulsas, e de todos os receios, fobias, medos, pavores e todo apego à vida ou medo de morrer. Desde que alguém já não tenha possibilidade de se ver *diferente* e *afastado* dos demais, mas, ao contrário, com eles se *identifique* e se integre, na Realidade, vivenciando plenitude e liberdade, não tem como e o que adquirir e rechaçar, atrair ou afastar, "amar" ou detestar, temer e tentar fugir.

Só há um meio absoluto de alcançar *ahimsa* e vivenciar a *com-paixão* unificadora. Este meio é a percepção libertadora, a constatação de que SOMOS UM. Isto é o que entendo como *perceber eficientemente a Realidade*.

As demais qualidades enumeradas acima não têm razão de ser para quem já se apercebeu da Realidade.

Mas não é desta Realidade que os psicólogos falam. Na psicologia ocidental, a Realidade nem mesmo é considerada. Considerada é como *realidade* aquilo que os yoguis e os vedantinos têm como irrealidade (*maya*) ou ilusão. Realidade, para um psicólogo materialista, é o mundo que os sábios hindus referem como o "mundo dos nomes e das formas"; um universo de aparências, que, gerado e nutrido pela ignorância das pessoas, atua como um biombo cósmico, e, assim, impede exatamente a eficiente percepção da Realidade. Quando o psicólogo ou psiquiatra diz que um doente mental autista cortou comunicação com a "realidade", está certamente mencionando o mundo fenomênico, que percebemos pelos sentidos e pela mente; está se referindo ao mundo externo e irreal.

Um Yogue, imerso em *samadhi*, comungando com a Essência, em profunda e "eficiente percepção da Realidade", pode apresentar para eles as características de um doente mental autista, alienado da "realidade normal"; o diagnóstico que dele podem fazer é de alguém que precisa ser "tratado" para ficar "normal".

CONHECIMENTO DE SI MESMO — (2) *Autoconhecimento*, aos olhos da psicologia ocidental, é que atingimos mediante uma autoanálise. É um diagnóstico de si mesmo, como personalidade. A psicologia hindu tem outro conceito para o "conhecer-se a si mesmo", que não se refere absolutamente à personalidade egoística e periférica, mas ao Próprio Ser, ao *Atma*. Esta autognose é a meta suprema para o sábio Ramana Maharishi, para o qual, *Si Mesmo* é o Ser de nosso ser. É aquela Unidade, a qual, atingida pela percepção, nos liberta. O autoconhecimento, para os ocidentais, pode ser alcançado — e isto já é uma eficaz conquista promotora de saúde mental — mediante auto-análise, que inclui não só o nível consciente, mas principalmente o subconsciente e o inconsciente. O autoconhecimento, segundo a *Vedanta Advaita* (não-dualismo) pode ser atingido pelo método *Atma Vichara* (a sondagem do *Atma*), pelo qual, sem se permitir identificar-se com a tão valorizada *personalidade* egoística e periférica, o aspirante à Verdade, incansável e incessantemente, se pergunta "quem sou eu?". Rechaçando qualquer resposta intelectual, racional, especulativa... mergulha, varando as camadas ilusórias do consciente, do subconsciente, do inconsciente, numa viagem venturosa para o *Superconsciente*.

O limitado autoconhecimento psicológico, sem dúvida, contribui para reduzir *himsa*, mediante melhorar a saúde mental. Somente o Autoconhecimento dos *advaitas*, no entanto, pode nos levar ao *ahimsa* incondicional e permanente. Esta segunda qualidade citada pelo Dr. Singh não chega a ser diferente da primeira, pois quem logrou a eficiente percepção da Realidade alcançou o autoconhecimento, e isto dispensaria as demais qualidades citadas.

AUTOCONTROLE — (3) *Habilidade de exercer controle voluntário sobre o comportamento.* — A isto eu acrescentaria a observação: desde que não se torne auto-repressão. Desde que alguém se reprima para não cometer violência, está apenas transferindo o objeto de sua violência. Para não a cometer contra o desafeto, comete-a contra si mesmo. Não podemos esquecer que a violência já está na intenção, no impulso violento interno. A violência que se comete no exterior é a expressão daquela que já trazemos dentro de nós. Há ainda a considerar que a violência que se reprime vai se acumulando como carga explosiva, que pode romper o mecanismo de controle. A magnitude de uma explosão depende diretamente do acúmulo de carga explosiva, da quantidade de energias que estão, a custo e tensamente, recalcadas, e não do incidente que faz estourar. É bom lembrar que pavio curto também arrebenta pedreiras.

Conter reações não desativa *himsa*, mas pode mesmo, devido ao *estresse* e à tensão, gerar enfermidades não somente mentais, mas físicas também. Não é raro que um funcionário, por precisar do emprego, passe a "engolir" muito ressentimento e revolta, indignação e mesmo raiva contra um chefe sádico e prepotente. A conseqüência disto, bem sabemos, é somatizar seu inferno interior. Seu comportamento foi contido, e se pode mesmo chegar a admirar sua "força de vontade", mas, além de adoecer, freqüentemente ocorre transferir toda fúria contra a mulher ou os filhos, mesmo que depois sinta profundo remorso, que ainda mais o adoece.

HUMILDAÇÃO — O modo mais eficiente de alcançar *ahimsa* é a *humildação*. Se aquele funcionário praticar *humildação* não se ressentirá com *humilhação*, ou melhor, se voluntariamente se mantiver *humildado*, isto é, se negando como eu pessoal, mas se unificando ao Eu Divino, nem mesmo chega a ser *humilhado*. A humilhação é sentida pelo ego, e é este que reage. O homem *humildado*, por sabedoria, sem ter um ego ofendível, torna-se inatingível a qualquer tentativa de *humilhação* que lhe seja feita. *Humildação* já é verdadeiro e bendito *ahimsa*.

AUTO-ESTIMA (4) E AUTO-ACEITAÇÃO — Auto-aceitação gera e mantém saúde mental. Realmente. Caso não descambe para autocomplacência. Pessoas agastadas, insatisfeitas, se sentindo culpadas e mesmo envergonhadas de si próprias, com freqüência adoecem, por conta do auto-retrato depreciativo que nutrem. A moderna psicocibernética tem explicação muito razoável para o mecanismo gerador de saúde ou enfermidade, conforme o auto-retrato que se faça. Quem não se aceita, *anseia* por algo diferente do que é, e a ansiedade tumultua seus sistemas imunológico e energético, e isso se reflete no organismo com variados sintomas. A auto-aceitação é uma das expressões de um dos preceitos do Yoga que mais eficientemente gera saúde mental e física — refiro-me ao *santosha*, o contentamento. Não nos esqueçamos porém que a autocomplacência também é auto-aceitação, mas o é em nível inferior, e, a experiência mostra, gera variados problemas de relacionamento. É uma auto-aceitação, diríamos em Yoga, tamástica, resultante de estultícia. Autocomplacência não contribui para a saúde, mas para a enfermidade.

Quanto à *auto-estima*, como fator de saúde mental e portanto promotora de *ahimsa*, é necessário, ao considerá-la, assumirmos uma atitude bastante lógica em moldes aristotélicos. Argüiria Aristóteles: "primeiro definamos, da maneira mais exata, o termo *auto*". Em termos como autopiedade, auto-severidade, auto-suficiência... o prefixo *auto* significa "de si mesmo". Há dois significados para este "si mesmo", conforme vimos no *comentário* acima sobre *autoconhecimento*.

EU PESSOAL E EU DIVINO — *Auto* pode ser empregado para o Eu Divino, o Ser, o Uno, o *Atma*, ou para o eu superficial, psicológico, pessoal. Auto *pode* ser para o Eu-Essência ou para o eu-existência; para a Divindade ou para a personalidade, para o Eu-Nomênico ou para o eu-fenomênico.

Se tivermos *estima* pelo Eu Divino, estamos no caminho certo. Neste caso, estima é pouquíssimo. Amor, devoção, sim. Efetivamente só alcançaremos a saúde total e o total *ahimsa* através não somente da estima a Ele, mas de todo Amor, de Amor irrestrito, incondicional, eterno, infinito... configurando o que os sábios da Índia chamam *prema* e o Cristianismo expressa por "amar a Deus acima de todas as coisas" (Vide página 34).

O Eu Divino não é somente a minha Essência, mas a Essência de todos os outros. Na *Essência*, somos um só. Só na *existência* somos diferentes, múltiplos, separados e até mesmo inimigos. Só na *existência*, isto é, iludidos pelo eu pessoal somos incapazes de ver a *Essência Una e Única*, somos capazes de irar-nos, e atacar o desafeto. Na *Essência*, no *Eu divino*, quando estamos unificados pelo Amor, como odiar e agredir?!!!

NARCISISMO — Se dizendo *auto*, nos referimos, no entanto, ao *eu pessoal*, à tão defendida, estimada e supervalorizada personalidade, que é objeto da psicologia e da psicopedagogia, e objeto maior da psicoterapia e da educação atuais, ele, em vez de contribuir para a saúde mental e para o *ahimsa*, pode ser denunciado como o maior produtor de enfermidade, sofrimento, frustração, ressentimento, apego, rivalidade, medo e finalmente neurose e violência. O bom psicólogo e o bom psiquiatra constatam que o neurótico é um sujeito que armou um trono e nele entronizou seu ego. Ou não é? O neurótico é alguém que superestima seu ego ao qual o mundo deve servir, ao qual ele defende, exalta, engrandece, engorda e adora. Por que o "estimador" de seu próprio *eu* pessoal (o egoísta) é um sofredor e um gerador de sofrimentos nos outros?

Narciso se perturbou por namorar seu próprio reflexo na água do lago calmo. Nós, todos os egoístas do mundo, estamos incendiando o mundo e agredindo-o com violência, porque somos narcisos, movidos pela auto-estima. E é também exatamente por isso que somos vulneráveis, descontentes, zangados, reivindicantes, odientos, ressentidos... Sabendo disto, podemos admitir que auto-estima gere saúde, paz, promova *ahimsa*?!

HUMILDAÇÃO — O que proponho como *humildação* é exatamente o oposto da *auto-estima*, que os psicólogos e educadores convencionais defendem. *Humildação* consiste na minimização da estima que nos damos. Leva-nos a destronar o *eu pessoal*. Este negar importância *àquilo* que nos faz egoístas pode abrir-nos as portas para a saúde, para a paz, para a felicidade autênticas. Por que não também para o perfeito *ahimsa*, conforme tentei demonstrar quando acima comentei a "habilidade de exercer controle voluntário sobre o comportamento"? Isto soa totalmente estranho ao psicopedagogo, psicoterapeuta e mesmo ao homem comum. Mas é a pura verdade.

A *humildação*, à medida que nos reduz o *eu pessoal*, possibilita o crescimento do Eu Divino, e este é o sentido verdadeiro de evolução espiritual.

A *humildação* reduz meus desejos e apegos, assim, ninguém pode me ferir, me despojar, me humilhar; assim, me imunizo contra o ressentimento e o ódio; assim não me sinto fácil e freqüentemente agredido, pois o Divino, que Eu Sou, está fora do alcance de agressões. Esta imunização contra o sentir-se ofendido é que chamo *inofendibilidade*.

Aquele que não conseguiu se *humildar*, isto é, aquele que tem *auto-estima*, é muito vulnerável ao enraivecimento. É ofendível. Todo *ofendível* é *ofensivo*. Somente quem não se ofende se abstém de ofender, e isto sem reprimir, sem gerar tensões e auto-agressões. Todo egoísta é *ofendível* e reivindicante porque seu estimado ego, sua insensata personalidade, deve ser defendida e exaltada, atendida e engordada. Portanto, ai daquele que a isto se opuser!

"Você não sabe com quem está falando!", diz, encolerizado, o defensor de seu ego. Para mostrar que "é homem" (?!) pessoas até se deixam imolar no desenrolar de uma bravata, de uma demonstração estúpida de pseudocoragem. Tudo isto é auto-estima. Compare tudo isso com os grandes *humildados* da História: Jesus, São Francisco, Ramakrishna, Gandhi...!

RELACIONAMENTOS AFETUOSOS — (5) *Habilidade para manter relacionamentos afetuosos* evidentemente é uma qualidade geradora de felicidade, de saúde mental e de *ahimsa*. Esta habilidade e *ahimsa* se relacionam em mútua causação, isto é, uma promove a outra. Se somos benevolentes, mansos, incapazes de ferir, infensos a ofensas, nosso relacionamento só pode ser afetuoso. Por outro lado, conforme os psicólogos citados e o Dr. Singh afirmam, no relacionamento afetuoso, as pessoas melhoram a saúde mental, e conseqüentemente melhoram seu *ahimsa*. Mas sempre é bom advertir: sejamos afetuosos mesmo com os perversos, sem que nos associemos a eles.

RETA AÇÃO — (6) *Produtividade* — Indiscutivelmente a capacidade de produzir, de contribuir, de cooperar, ... é própria de quem não está doente. Do ponto de vista prático, social e psicológico é correto assim afirmar. Mas, se desejamos ser precisos, quando consideramos *ahimsa*, a afirmação reclama esclarecimentos adicionais. Ainda aqui, dando um treinamento aristotélico, é pedido: "Defina produtividade."

Conforme a definição dada, podemos concordar ou não que produtividade possa contribuir para estabelecer saúde mental em nível individual e social, e, indiretamente, contribua para *ahimsa*. Quer ver como temos razão? Responda-me: o produtor de ogivas, canhões, cigarros, bebidas alcoólicas, narcóticos, medicamentos falsos, ao lado do produtor de ideologias suicidas, de filmes, peças e publicações mórbidos, sem dúvida tem produtividade, mas suas produções contribuem para a saúde mental social e individual, incluindo a do próprio pervertido produtor?!

Ao contrário, *ahimsa*, em nível social e individual, não será possível enquanto a produção de artigos, serviços e idéias não procurar servir ao bem comum, guiada pelo amor, inspirada pela compaixão, pela caridade, pelo próprio *ahimsa*.

Buddha ensinou um caminho para libertar a alma e o mundo do sofrimento. É o Caminho chamado Óctuplo por ser composto de oito preceitos. Deles, o de número cinco é *sama ajiva* ou *reto meio de vida*.

"Reto meio de vida significa que se tem de evitar ganhar a vida mediante uma profissão ou ocupação nociva a outros seres viventes (*ahimsa*), por exemplo, comerciar com armas e instrumentos mortíferos, bebidas alcoólicas, tóxicos (naturalmente incluindo medicamentos e alimentos desonestos), destruindo vidas, viver do jogo, etc." (Rahula, Walpola; *Lo Que Buddha Enseño*; Kier; Buenos Aires).

A produtividade que favorece saúde e *ahimsa* é *Karma Yoga* (Vide página 43). Na proposta de Sai Baba é chamado *Seva* — prestar serviço aos necessitados, renunciando aos pontos da ação.

MÚTUA CAUSAÇÃO — O Dr. Singh tem razão ao concluir: "Assim, *ahimsa* é um problema de saúde mental. Portanto, *ahimsa* pode ser alcançado através da promoção da saúde mental." Em outras palavras, a maledicência, a malquerença e malificência são frutos de mentes insanas. As mentes sãs, ao contrário, dizem, desejam e fazem o bem, e o que daí resulta é *ahimsa*. Saúde mental é a causa. *Ahimsa*, a conseqüência.

Não é menos verdade, a nosso entender, que, por outro lado, a prática de *ahimsa* é um extraordinário fator de saúde mental, individual e coletivo. Aquele que expressa benevolência, beneficência, paciência, inofensividade e, finalmente, amor, promove sua saúde, seu bem-estar, sua paz, sua segurança e, sem dúvida, a dos outros. Os aguerridos e brigões, zangados e arruaceiros, implacáveis e agressivos geram um inferno dentro de si e no seio do grupo. Assim, *ahimsa* é fator de saúde mental. E que fator!

"Ahimsa" Vencendo o Estresse

ESTRESSE, O INIMIGO — É preciso que você tome consciência de quanto o estresse está estragando a saúde e a vida de milhões de seres humanos.

A Academia Americana de Médicos de Família informou que dois terços daqueles que buscam consulta nos consultórios de seus associados são pessoas com sintomas induzidos por ou relacionados com estresse.

As empresas americanas estão gastando por ano de 50 a 75 bilhões de dólares com as doenças produzidas por *estresse*.

Direta ou indiretamente o estresse produz: doenças cardíacas e coronarianas, hipertensão, câncer, doenças pulmonares, úlceras, ferimentos acidentais, doenças gastrintestinais, cirrose hepática, suicídio. Além do mais, agrava: diabetes; esclerose múltipla; herpes genital; angina ulceromembranosa (angina de Vincent).

Hoje, infelizmente, devido ao normótico estilo de viver, o estresse se tornou pandemia, isto é, permanente, e alcança todos os grupos humanos. Isto vem se tornando uma preocupação das autoridades sanitárias. A febre amarela, a poliomielite, a tuberculose e outras doenças infecciosas estão quase eliminadas da sociedade humana. O desafio agora é produzido por este grande ceifador de vidas — o *estresse*.

Mas, que é estresse?

O QUE É ESTRESSE — É o estado de mobilização geral do corpo, a fim de enfrentar uma situação de alarme, ou um desafio, ou uma grande pressão dessas que a vida nos impõe. É a doença mais antiga da humanidade. Cada vez que um homem, na pré-história, escutava o rugido de uma fera, todo seu organismo se preparava para lutar ou fugir. Seu corpo se agitava numa reação global, comandada pelo sistema nervoso, que se alterava quimicamente, tomando conta do sistema endócrino, o qual lançava quantidades enormes de hormônios na corrente sangüínea. O coração disparava, a pressão sangüínea aumentava, o sangue se enchia de açúcar e gordura... Mas, ainda hoje, todos ainda reagimos assim, tensamente, intensamente, quando corremos o risco de perder o emprego ou o embarque no avião, ou quando alguém nos fere ou desafia, quando nos dão uma notícia desagradável, mas também quando lutamos contra o relógio para completar a tarefa profissional que temos pela frente. É entre os soldados na guerra onde o *estresse* mais se evidencia tragicamente. Há estresse quando acontecimentos mais sérios (separações matrimoniais, morte de pessoa amada, grandes desilusões...) nos alcançam, mas há também aquele que atua permanentemente, principalmente nos habitantes de uma grande cidade. Você já deve ter se sentido agitado e ansioso, ao ter que andar com um tanto de pressa uns poucos quarteirões, com as pessoas nas calçadas e os sinais de trânsito a barrar-lhe os passos. A presença de doses grandes de adrenalina (ou epinefrina) no sangue, a nos manter estressados, é quase permanente. Já não temos que nos preocupar atualmente com o ataque de um tigre-com-dentes-de-sabre, mas agora, mais do que antigamente, vivemos num mundo estressante, se levarmos em conta que os estímulos perturbadores e desafiantes não são somente ambientais (sociais, políticos, econômicos, físicos, químicos, microbianos...), mas também há os internos, os psicológicos, como os problemas de consciência moral, as dúvidas religiosas, remorsos, ciúmes, inveja, culpa...

O estresse é mais intenso ou menos intenso, mais danoso ou menos danoso, não por conta do fator estressante, em si, mas depende de fatores subjetivos (pessoais), bem como de sua duração. O homem das cavernas, depois de passado o susto, se esquecia dele; afrouxava-se por dentro; relaxava. Hoje, é assim conosco, ou é o contrário?

Vivemos neuroticamente tensos, em permanente guarda, como que a esperar um ataque a qualquer instante, e de todas as direções. Outra arrasadora fonte de estresse é a repressão que nos impomos para não fugirmos ou para não travarmos luta. "Civilizados" que nos julgamos, evitamos fugir ou lutar, por intermédio do córtex cerebral, ordenando inutilmente, civilizadamente, dizemos às pernas: "parem de tremer, que isto é feio"; ao coração: "acalme-se"; à pressão sangüínea: "deixe disso, volte ao normal"; aos intestinos: "que feiúra esta diarréia; fique firme"... Acontece que os mecanismos da "reação de alarme" não atendem a ordens assim. A pessoa, constatando sua impotência para controlar tais reações, é tomada de pânico, e isto é por si mesmo uma situação tremendamente estressante. Estresse gera estresse.

Duas pessoas não reagem na mesma medida e do mesmo modo à mesma situação estressante. Cada uma tem seu próprio equipamento interno, mais sensível ou menos sensível. Esta reatividade é a coisa mais importante para nós, que desejamos nos salvar do *estresse* e das doenças mil que ocasiona, pois sobre a reatividade podemos fazer algo, enquanto nada podemos fazer para evitar os estímulos desafiantes, que pertencem à própria vida humana.

Às pessoas estressadas que me consultam, cuja vida foi ou está sendo sacudida por adversidades, problemas e golpes costumo propor: "Não podemos fazer a chuva parar; por que então não abrimos um guarda-chuva?!"

"Abrir um guarda-chuva" quer dizer reduzir a reatividade.

Mas, como o conseguir?

A resposta é: procure mudar seu temperamento, tornando-se uma pessoa sátivica. Vejamos o que isto significa.

OS "GUNAS" — Os que leram meu livro *Yoga para Nervosos* entendem o que quero dizer, e, talvez, já estejam empenhados em *sativizar* suas vidas.

Eis, numa explicação resumida, o que se entende por sativizar: Os sábios hindus, há milênios, ensinaram que tudo, no Universo maternal, é formado por três atributos ou qualidades (os *gunas*). São eles: *tamas, rajas* e *sattva*. Em cada ser, em cada coisa, em cada pessoa, um deles predomina, mas os dois outros também estão presentes, concomitantes. Assim, há pessoas de temperamento *tamásico*, quando, predominando *tamas*, são inertes, estagnadas, astênicas, ignorantes, covardes, frias, impotentes, desanimadas, indolentes... Outras, nas quais o dominante é *rajas*, são movimentadas, inquietas, ambiciosas, insatisfeitas, apressadas, instáveis, agressivas, conquistadoras, reivindicantes, enérgicas, lutadoras, apaixonadas... Aquelas marcadas por *sattva*, eqüidistantes da lentidão e da agitação, são lúcidas, harmoniosas, serenas, libertas, pacíficas, brandas, equânimes, calmas, bondosas...

Tamas, gerando indiferença e indolência, resiste ao dinamismo de *rajas* e obscurece a luz de *sattva*.

Rajas produz o esforço necessário para conquistar objetivos e para vencer obstáculos, mas também para gerar estresse.

Sattva propende à expansão da consciência, à conquista da sabedoria, traduzindo-se como compreensão, mansidão, alegria e calma. Inclina-se ao Amor e à Paz.

Uma personalidade tamásica, desmotivada, desmobilizada e incapaz, procura uma estabilidade em nível inferior como aquela dos pântanos. Sem inspiração, não se move para realizar algo. A rajásica se desgasta em continuado estresse na perseguição de valores e conquistas quase sempre egoístas. Atira-se violentamente (com *himsa*) contra tudo que barre sua passagem; não tolera obstáculos nem concorrentes. Fácil, rápida e freqüentemente se ofende. Está sempre mobilizada para atacar ou fugir; sempre com as caldeiras acesas. Vive intoxicada com ressentimentos mil. Reivindicante, vê nos outros apenas meios a serem utilizados na conquista de seus fins egocêntricos. Nada quer perder. Nada quer padecer. O que quer "tem que ser agora", custe o que custar... As pessoas rajásicas são aquelas que os cardiologistas Meyer Friedman e Ray Roseman classificaram como "tipo A". Para o Dr. Friedman, o emblema de uma pessoa do "tipo A" é "um punho cerrado segurando um cronômetro..."

Sátivica é a pessoa serena, pura de intenções, destituída de grandes apegos e aversões. Em sua quietude e humildade, vive em contentamento sábio, pensando mais no bem dos outros do que no próprio. Sua paciência, sua renúncia, sua nobre desidentificação com o ego pessoal, a imunizam para não se sentir atingida por outrem. Prefere agir a reagir. Se reage é na dose e na direção corretas.

TEMPERAMENTOS — Agora já é possível inferir que as pessoas *sátivicas* praticamente vivem em *ahimsa*, enquanto que as *rajásicas*, em *himsa*. E as *tamásicas*? São incompetentes para *ahimsa*, mas, se habilmente manipuladas principalmente por líderes carismáticos, podem ser conduzidas para *himsa*. Os *tamásicos "religiosos"* muitas vezes são usados por quem os saiba tocar, e lhes despertar revolta e furor.

Lidando com pessoas estressadas, sempre lhes identifiquei acentuada dose de *rajasidade*. Em *Yoga para Nervosos* ensino o método e os processos oferecidos pelo Yoga, que podem *sativizar* corpo, emoções e pensamentos, num programa desestressante. O método é natural, em contraposição aos que lançam mão de medicamentos psicotrópicos, pois estes devem ser evitados pelos motivos seguintes:

1. São tóxicos (produzem efeitos colaterais);
2. Criam dependência, isto é, exigem não somente continuação do consumo, mas um acréscimo progressivo das doses;
3. São dispendiosos;
4. São enganadores, pois conseguem temporariamente escamotear os sintomas sem lhes remover as causas, e isto não é curar;
5. Não tranqüilizam, não sedam, não acalmam, não *sativizam*, mas, ao contrário, só levam ao *doping tamásico*, à "camisa-de-força química". São necessários nas crises agudas.

A medicina moderna já se apercebeu da reatividade maior ou menor das pessoas. Não com a clareza e perfeição com que os yoguis há muito o fizeram.

Os cardiologistas Meyer Friedman e Harold Roseman, do Mount Zion Hospital de São Francisco, descreveram um tipo humano, que eles chamam "tipo A", que é o das pessoas mais sujeitas à hipertensão e às doenças cardíacas. O "tipo A" foi caracterizado por apresentar dois componentes principais evidenciados em padronizados testes de personalidade e em entrevistas. Diz Friedman sobre o tipo A: "Primeiro há uma tendência para realizar coisas demais em muito pouco tempo. Segundo, há uma hostilidade (*himsa*, diriam os hindus) que é facilmente manifesta. Irritam-se por motivos banais (*ofendibilidade*, diríamos); exibem sinais de conflito contra o tempo e contra outras pessoas." Harold Bloomfield, M.D., acrescenta: "Personalidade 'tipo A' é aquela com um estilo de vida competitivo, agressivo, ambicioso, estressante."

Os estudos de Friedman e Roseman (in *Type A and Your Heart*) mostram que um homem de carreira, subindo na escalada profissional em passo acelerado, apresenta um alto nível de gordura no sangue e excesso de hormônios do estresse.

Este "tipo A", como se vê, é a personalidade *rajásica*, vivendo sob a pressão de *himsa*, praticando violência não somente contra os outros, mas também contra si mesma. Foi aceito pela Associação Americana do Coração e pelo Instituto Nacional de Coração, Pulmões e Sangue que o "tipo A" é o mais arriscado a sofrer de hipertensão e cardiopatias.

Os dois especialistas propõem às pessoas de "tipo A" uma substancial mudança em seu estilo de vida, para que se tornem "tipo B", aquele que se caracteriza por um estilo de vida mais quieto, mais simples e mais relaxado. O que sugerem para tanto poderia ser sintetizado nesta frase: "reduza *himsa* e pratique *ahimsa*".

O que eles chamam "tipo B" será o *sátivico* ou o *tamásico*? Eles não definiram. Não se aperceberam da diferença, da grande diferença. O tipo *tomásico* pode não ser combativo por carência. É o depressivo. O tipo *sátivico* é não-agitado mas não-tenso, por sabedoria e serenidade. É o sábio-santo.

Se você aceitar nosso "Convite à Não-Violência", isto é, decidir sativizar sua vida, estará se defendendo contra: hipertensão, cardiopatias, úlceras, cirrose do fígado, esclerose múltipla, herpes, diabetes, angina de Vincent, afecções gastrintestinais e todas as enfermidades que mobilizam o sistema imunológico.

"Ahimsa" e a Saúde

ESTRESSE — Por mais de trinta e oito anos ensinando pessoas a conquistar e manter a saúde, venho constatando que, em quase todas, as doenças e síndromes psicossomáticas se agravam e se prolongam em virtude de um estresse, gerado pela condição de *luta* travada pelo doente, forcejando *para vencer* as crises e afastar os sintomas. Enquanto o asmático se mobiliza, se enrijece, se debate, nada consegue a não ser maiores dificuldades respiratórias. Freqüentemente, doentes de insônia não conseguem dormir, exatamente porque, além de se irritarem e desesperarem quando se surpreendem acordados no meio da noite enquanto todos em casa estão dormindo, *lutam* para dormir. Ora, quem *luta* não pode mesmo dormir. Não é? Homens impotentes, mulheres frígidas se esforçam para alcançar o estado de eretismo, indispensável à *performance* sexual. Portadores de taquicardia (ritmo acelerado do pulsar do coração), apavorados, forcejam para *obrigar* o coração a ficar mais lento. Poderíamos continuar a citação de outros quadros, mas fiquemos por aqui.

LUTAR PARA VENCER — O asmático *luta para vencer* as barreiras que lhe impedem a livre respiração. O insone *luta para vencer* a insônia. O sexualmente incapaz *luta para vencer* a incapacidade. O cardiopata ou pseudocardiopata *luta para vencer* sua doença. Sempre o *lutar para vencer*! Isto é *himsa* (violência).

Este instinto de *lutar para vencer* acarreta perturbação ao sistema psicossomático e agrava as doenças. Na busca de uma explicação, de um *por quê*, cheguei a entender que asma, insônia, incapacidade sexual, pseudocardiopatia, bem como outros quadros patológicos, são *seres*. Aliás, os tratados de patologia estudam as doenças como *entidades* mórbidas. Ora, existe uma lei natural, que faz com que qualquer ser defenda sua sobrevivência. Qualquer das entidades mórbidas é um ser que, em confrontação com algo ou alguém que a queira combater, vencer, destruir, se mobilizará para a luta, a luta por sobreviver. Não é? É assim que, quando você inadvertidamente usa de violência para vencer uma crise, a doença, naturalmente se defendendo, responderá com maior violência.

ESTRATÉGIA — Se algum epistemologista fanático pretender considerar tais palavras como românticas e ingênuas, não faz mal. Se *observação* e *experiência*, por mais de três décadas em milhares de casos, não forem ciência, que mais será?

Asmáticos, insones, impotentes, ansiosos, hipertensos a quem ensinei uma *estratégia* para enfrentar as crises, constataram sua eficiência. Para eles, o tratamento funcionou. Eles não duvidam. Eles verificaram — e com que alegria! — que, evitando o *lutar para vencer* os sintomas (mesmo os mais alarmantes), conseguiram o que tanto lhes faltava — a saúde.

"WUWEY" — É natural que se queira saber como vencer sem *lutar para vencer*. Como? Um sábio taoísta, suave e sereno, responderia apenas com uma curta palavra — *wuwey*. O interlocutor ficaria na mesma, se o velho sábio não lhe explicasse sinteticamente: *lute sem lutar*. Isto é *wuwey*.

Lutar sem lutar foi o que ensinei em todo um capítulo (estratégia) de *Yoga para Nervosos*: a aplicação de *ahimsa* nas crises de neurose e angústia, no assalto da "coisa", que depois a ciência veio a chamar a síndrome de pânico.

Aos doentes que têm *lutado* inútil e desastrosamente para vencer, seja insônia, taquicardia, impotência, tremores, asma, ansiedade... costumo fazer a seguinte abordagem: — Um lutador de caratê, bem treinado, com uma vigorosa cutelada, é capaz de quebrar uma pilha de telhas. Pois bem. Dou uma fortuna a qualquer um deles que venha a quebrar uma simples almofada de espuma de borracha. Haverá quem o faça? Não. Sabe por quê? Sabe sim. Você sabe que a almofada é invencível porque não oferece resistência à violência do ataque. Não é?

Quase todos os doentes, diante de uma crise, se conduzem como o toureiro louco que, em vez de inteligente e elegantemente negacear, se opõe ao touro usando a própria cabeça; respondendo violência com violência. Aprenda com o toureiro inteligente, e vença o touro. A doença é um touro que pretende vencer você. *Vença-o sem lutar*, isto é, com *ahimsa*.

CÍRCULO VICIOSO — Nas enfermidades psicossomáticas, um círculo vicioso se forma, e aos poucos se firma, e é isto que dá cronicidade à doença. Se na primeira crise de asma tivéssemos já aprendido a praticar *wuwey*, ou seja, *ahimsa*, não haveria como a enfermidade se firmar. Mas, infelizmente, tal não acontece. Para nossa derrota e simultânea vitória da doença, "a coisa" acontece assim:

1. Surgem os sintomas incômodos e ameaçadores;
2. Eles nos apavoram;
3. Reagimos defensivamente com um eretismo psicofísico generalizado, isto é, com *himsa*;
4. Centros nervosos, nervos, músculos e glândulas endócrinas se mobilizam e reagem com o vigor correspondente;
5. "A coisa" encontra então, neste imprudente retesamento generalizado, o aliado maior para sua vitória e, conseqüentemente, para a nossa derrota, e assim os sintomas se acentuam e se tornam mais desconfortantes e assustadores;
6. Um *feedback* tem lugar. Constatando o agravamento da situação, ficamos mais amedrontados e, diante do medo, ainda mais reforçamos nossos tumultuados e tensos esforços de defesa e isso, por sua vez, piora ainda mais a situação;
7. Quando saímos da situação, nossa mente está marcada por uma nefasta convicção: "já sei que da próxima vez *a coisa* ainda será pior: estou liquidado...", daí o pânico;
8. Esta predisposição mental é uma auto-sugestão negativa poderosa, que contribui eficientemente para ainda mais firmar o círculo vicioso, isto é, para dar cronicidade à doença.

CÍRCULO VIRTUOSO — Tal *feedback* positivo (aquele que aumenta a intensidade do processo, neste caso, a doença), se não for substituído por um *feedback* negativo (o que minimiza o processo), o doente estará em grandes dificuldades.

O *feedback* de cura age no sentido exatamente oposto ao do adoecimento. São seus componentes:

1. Auto-sugestões construtivas, positivas, curativas em termos de saúde, paz, invencibilidade, à base da fé, da afirmação divinizante, das visualizações, da oração de louvor e entrega;
2. *Relax*, que abrandando o sistema mente-corpo, liberta-o da tensão, dando-nos a condição de invencibilidade, própria da almofada de espuma de borracha;
3. A crença no poder sutil de *ahimsa*, isto é, do nosso inteligente *não lutar*.

"RELAX" — Segundo tenho observado, o *relax* é expressão psicossomática do *wuwey*, de *ahimsa*. Em *relax*, o sistema fica como que desativado, portanto inapropriado para reagir, e isto é o que permite ao sistema recuperar aquilo que a visão moderna de saúde vem chamando de homeostase psicofísica.

Para todos, doença, seja qual for, é um mal a evitar ou a afastar. Sintetizando, proporia uma pequena mudança numa das frases monumentais do Sermão do Monte, quando o Cristo aconselha "não resistais ao mau". Sugeriria eu: "não resistais ao mal". Deixe o assalto da "coisa" cair no vazio, sem encontrar sua tensa e desastrosa resistência, e você vai começar a acreditar no infinito poder sutil da brandura, da fé, da mansidão, do *relax*, da entrega a Deus.

SAÚDE E "AHIMSA" — Se tal estratégia tem funcionado para vencer doenças já existentes, muito mais eficácia tem para atuar preventivamente, isto é, para evitar que a enfermidade se instale.

O praticante de *ahimsa* (o homem sereno, humildado, brando, calmo, desarmado, desengatilhado, descontraído) goza de excelente saúde positiva e persistente. O amor é vasodilatador. Adeus, hipertensão! O medo, a raiva e tristeza são vasoconstritores.

O oposto acontece com o homem irascível, zangado, furioso, estressado, tenso, "engatilhado", que é sujeito a doenças diversas, conforme o Dr. Selye demonstra em seus livros sobre a teoria do estresse. O rancor é vasoconstritor. Cuidado com as coronárias! Para viver com saúde aprenda *wuwey*: aceite este "Convite à Não-Violência"; pratique *ahimsa*.

Entrego, Confio, Aceito e Agradeço

Envolvidos por uma situação de estresse violento, de desafio alarmante, assaltados pela dor em forma de doença, pelo desemprego, desconforto, quando imersos numa crise que ultrapassa nossas esperanças de solução, é imperioso mobilizar todos nossos talentos, poderes, possibilidades, nossas reservas, para tentar uma saída, uma superação. Depois disso, se ainda nos vemos submetidos, manietados, derrotados, extenuados, vencidos, condenados... que resta fazer?

Para fazer face a situações assim, que me convencem de minha impotência, tenho aplicado, com vitória, uma estratégia que minha longa existência me fez aprender: *entrego* o problema ou entrego a mim mesmo, *confiando* na providência divina, e, portanto, predisposto a *aceitar* o que vier como resposta, e, numa prova de amor e fé, *agradeço* a Deus, antecipadamente, pela resposta que Ele achar melhor, seja qual for. *Entrego, confio, aceito e agradeço!*

A entrega não chega a ser verdadeira se desejamos uma determinada resposta. Se nos entregarmos totalmente, de imediato a paz nos acaricia. Aí, naturalmente deixamos a batalha com Deus, que tudo pode, para que Ele batalhe por nós. O alívio é imediato. Estar entregue a Deus é a mais perfeita condição de *ahimsa*, de brandura, de sábia imobilidade e, por isso mesmo, a mais eficaz.

Suponho que Deus, que sempre nos quer vivos, sadios, felizes, vitoriosos, se sente homenageado quando Lhe damos a chance de nos socorrer. Ele, que sempre deseja nossa fiel e incondicional confiança, aproveita a entrega e põe a nosso favor Sua onisciência, onipresença, onipotência, e é só o que nos salva. Enquanto, apavorados, estressados, nos debatemos em gestos inócuos, desesperados, imprecisos, violentos e agoniados, Ele não encontra condições de assumir nossa batalha; não tem como atuar.

Ter fé em que Deus nos dará isso ou nos livrará daquilo é o que mais se vê. E achamos que agir assim é ter fé. Não é. A verdadeira fé consiste em calar para que Ele fale, em nos render ao que Ele quiser fazer de nós e por nós. Entenda este "seja feita a Vossa vontade" como *wuwey*, brandura, *ahimsa*, não-violência, *saranagathi*. Se você quiser dar uma chance a Deus para que Ele ganhe a batalha, para que o salve, cure, liberte, ilumine, pacifique, o que tem a fazer é precisamente oferecer-Lhe sua quietude, sua brandura, sua não-violência. Se continuar afobado, como pode Deus atuar?

Aquietai-vos e sabei que Eu sou Deus (Salmos 46:10).

Para quem tem dúvidas sobre a eficácia ilimitada desta estratégia, tenho casos convincentes (documentados) para citar. O mais eloqüente vou resumir a seguir, conforme as reportagens publicadas em *O Dia* (28/08/1984) e em *O Globo* (27/08/1984).

> Em noite fria, de vendaval, o empresário Marcos Raul Sant'Ana, de 39 anos, caiu de um veleiro, em mar revolto, a quilômetros da praia, à altura das Ilhas Cagarras (RJ). Em poucos segundos o barco sumiu na escuridão, e ele se viu arrastado por veloz corrente marítima, na solidão da fria noite oceânica. Que fazer? Se tentasse nadar em busca da terra, seria tragado pelo mar. Católico, homem de fé, não se entregou ao pavor e ao desespero, mas se entregou a Deus e a Nossa Senhora. Livrou-se do casaco, dos sapatos, de toda roupa. Sentiu muito frio; foi atacado por câimbras, mas não se desesperou. Em vez de bracejar, lutando contra a correnteza, deixou-se levar. *Além da proteção de Deus e de Nossa Senhora* — disse ele —, *o outro fator que ajudou minha salvação foi minha integração na Natureza. Eu não fiz um gesto de esforço inútil. Tratei de deixar que meu corpo boiasse e esperei que algo acontecesse em meu favor. Levei quase dez horas, mas acabei saindo em Itaipuaçu. Tive força para sair do mar sem ajuda.* Numa viagem de quase 10 horas, Marcos percorreu 52 km na vastidão do mar agitado, frio e escuro. *Foi um milagre eu ter sobrevivido. Arrastado pela corrente, às vezes me aproximava da orla, às vezes me afastava. Não fiz nenhum gesto que pudesse me levar à exaustão. Quando me foi possível, fui dar a uma praia.* Era a praia de Itaipuaçu (Maricá).

A matéria na mídia foi um impacto para todos, inclusive para mim. Foi só depois de alguns dias que me lembrei do que há vinte anos eu escrevi em *Yoga para Nervosos* (pág. 47):

> Um banhista saiu nadando e se afastou da praia. Em certo ponto, se apercebeu de que estava sendo levado por uma corrente marítima. O instinto de conservação mandou-o retornar à praia. Começou a bracejar, tentando safar-se. Cada vez mais, no entanto, se sentia impotente para fazê-lo. Naturalmente, sob a evidente ameaça à vida, nele fo-

ram aumentando simultânea e reciprocamente o pavor e os esforços inúteis e, conseqüentemente, a fadiga, com a horrível sensação de que estava perdido. Ia morrer. Não por não saber nadar, mas porque se sentia incapaz de vencer a força do mar...

Desta forma, o banhista inexperiente e teimoso é vencido.

Nadador sabido e experiente e, por isto mesmo calmo, quando se vê na mesma situação, não se esforça e não cai em pânico. O que faz é inteiramente diverso. Renuncia à tentativa imprudente de chegar direto à praia. Sabe ser impossível. Simplesmente, conservando-se dono de si mesmo, deixa-se levar pela corrente. Sem pavor vê a praia ficar longe, mas não a esperança, mas não a tranqüilidade. Lá adiante, a corrente, mudando de direção, o reaproxima da terra e, ele, inteligentemente, aproveita e salva-se.

Marcos se entregou não à correnteza, mas aos cuidados de Deus, de Nossa Senhora. Deus o salvou porque ele, inspirado na fé, se entregou mesmo.

"AHIMSA", ATIVISMO SUBLIME

Gandhi, Verdade e Paz

(Palestra do autor proferida na ACADEMIA HERMÓGENES, no dia 3 de outubro de 1969, dentro do programa oficial da UNESCO em comemoração do centenário de nascimento do MAHATMA GANDHI)

Aqui estamos para falar de um homem cuja vida foi uma veemente lição de VERDADE E PAZ, que ensinou paz ao mundo.

Envolvida em negros presságios, a humanidade, assustada, vê os primeiros clarões de um apocalipse, criado e atiçado pela hipocrisia e pelo desamor, pela fraude e pela violência... Nesta hora soturna, muitos já concluíram: somente a VERDADE e a PAZ poderão ainda salvar o mundo. De onde ou de quem aprendê-las?

A UNESCO, a agência especializada da ONU para a cooperação internacional no terreno da ciência, cultura e educação, visando à paz e à segurança, está fazendo o que de melhor devia fazer: homenageando, em todo o mundo, o centenário de nascimento do apóstolo ecumênico da veracidade e do amor, o MAHATMA GANDHI.

Esta casa, onde todos procuramos transformar-nos em seres humanos melhores, através da filosofia, ciência e técnicas yoguis, não poderia ficar ausente nesta festa de gratidão e reverência com que os homens sensatos da terra relembram Gandhiji.

Embora sabendo que um copinho de água é impotente para apagar um grande incêndio, esta reunião é o copinho de água com que pretendemos ajudar a apagar o fogaréu que se levanta ameaçador na humanidade. É nossa contribuição para a UNESCO.

ORIGENS DE GANDHI — MOHANDAS KARAMCHAND GANDHI nasceu em 2 de outubro de 1869, em Porbandar. Era filho de uma família de classe média, austera e bem constituída. De suas leituras infantis, Mohandas conheceu dois heróis, que ao longo de sua vida o inspiraram: *Harischandra* — personagem de um drama, que, por sua fidelidade à VERDADE, padeceu enormes tormentos e privações; e *Shravana*, o modelo de devotamento filial.

Tal como Harischandra, Mohandas, desde a infância, a não ser em pequenos deslizes, dos quais sofreu remorsos, sempre desejou, agiu, falou, pensou, sentiu conforme a VERDADE, mas à sua maneira — em PAZ.

Afrontando as proibições de uma religiosidade supersticiosa, a daquela época, e pagando voluntariamente o ônus de ser expulso de sua casta, partiu para a Inglaterra, a fim de tornar-se advogado. Embora um grande tímido, nunca o medo o venceu. Com a mesma intrepidez, enfrentou a grande Londres, onde encarou pesadas dificuldades de ajustamento, principalmente em conseqüência da rígida observância de dois votos que fizera à sua mãe quando recebera a bênção de despedida: não gratificar o sexo; e não comer carne. O adolescente, só, saudoso da jovem esposa, cercado por aliciantes sugestões e desafiado por diversas condições adversas na grande cidade, heróica e rigorosamente, se manteve casto e vegetariano, que incluía abstinência do fumo e do álcool.

AÇÃO NA ÁFRICA — Aos vinte e quatro anos, em missão profissional, teve que ir à África do Sul. Ali presenciou os governantes brancos humilharem ao extremo as populações africanas e indianas, trabalhadores contratados, com excessiva prepotência e estúpida rejeição. Sua sensibilidade foi atingida pelo drama dos oprimidos. Ele mesmo, um advogado, foi brutalmente despejado de um vagão onde viajava (embora tivesse pago a passagem) em virtude da maior pigmentação de sua pele. O tímido advogado indiano decidiu ficar e lutar. Foi aí que teve começo sua carreira de inconformado, de reformador social, de opositor à prepotência, de defensor da justiça e dos direitos civis dos humildes, dos marginalizados, dos explorados, dos infelizes, dos excluídos.

"SATYAGRAHA" — Ali começou uma heróica experiência sobre-humana ainda hoje inusitada: combater a violência sem recorrer à violência; vencer a opressão sem enganar o opressor. Era uma forma inteiramente nova de lutar, na qual o vitorioso jamais odiaria o vencido e este nunca se sentiria humilhado. Gandhi, com isto, fez uma revolução no modo tradicional de fazer revolução. Ele não desacreditava na força da violência, mas sabia que mais forte ainda era a da benevolência. Sabia que era muito árduo lutar contra o velhaco sem se proteger com a estratégia da mentira, mas sabia também que a lição dos *Uppanishadds* era válida, isto é, que a vitória final é sempre da VERDADE. Achava que algo que só pode ser conseguido através da mentira e da violência não tem dignidade e deve ser abandonado. Assim, para a conquista dos direitos civis daqueles seus irmãos de humanidade tão injustiçados, desencadeou sua campanha, usando duas armas, aparentemente ridículas para os poderosos deste mundo: a VERDADE e a NÃO-VIOLÊNCIA. A esta forma de lutar denominou *satyagraha*, que se traduz literalmente por apego à VERDADE. Shiri Shrinam Narayan, Governador de Gujrat, um de seus seguidores, define *satyagraha*: "a persistência na verdade, não por imposição de sofrimento ao oponente, mas, a si próprio". A isto Gandhi atribuía "a força da Alma".

Depois de sua árdua e prolongada, mas vitoriosa, luta na África do Sul, o estóico reformador por muitas outras vezes desencadeou o *satyagraha*. Diante de uma lei que lhe parecia iníqua, assumindo plena responsabilidade, aceitando todas as conseqüências, paciente e pacificamente, a descoberto, publicamente, se lançava à desobediência frontal. Sua calma passividade suportando as penas naturalmente, conseguia comover a opinião pública que se mobilizava contra a autoridade, que logo sentia não poder continuar a impor sofrimento àquele santo homem autêntico, manso e justo. Era assim que a imoralidade da lei era posta em evidência, e disto só podia resultar sua necessária revogação.

Gandhi demonstrou ao mundo que os grilhões caem por si mesmos, deixando livres os braços escarnados do escravo, quando este consegue o milagre de amar seu opressor e nunca lhe mentir. Isto é difícil de admitir e ainda muito mais de praticar. Mas ele o fez. Os grilhões ingleses caíram dos braços martirizados da Índia.

NÃO-VIOLÊNCIA PARA O VIOLENTO — *Satyagraha*, isto é, *satya* (VERDADE) junto com *ahimsa* (NÃO-VIOLÊNCIA), fez da Índia um Estado livre.

Na Primeira Guerra Mundial, a Grã-Bretanha contou com a colaboração de sua colônia — a Índia. Comprometeu-se, para compensá-la, a conceder-lhe autogoverno. Terminada a guerra, o cumprimento da promessa foi tão lento e tão pouco nítido, que despertou revolta. A polícia inglesa teve que dissolver manifestações populares. E não o fez sem violência. Na localidade de Jallianwala Bagh, estrategicamente colocadas, as tropas inglesas fuzilaram a multidão pacífica, e as balas, segundo relato oficial, mataram 400 pessoas e feriram de 1.000 a 2.000. Os indianos falam de 1.000 mortos. O massacre foi revoltante. Mas Gandhi não sabia o que é revolta, pelo menos no sentido vulgar do termo. A repressão atingiu os extremos quando os britânicos obrigaram indianos a rastejar pelas ruas. Tudo isto despertaria revolta violenta, mas não nos mansos "soldados" do *satyagraha*. Obedientes ao imenso poder espiritual de seu líder, os indianos não responderam com a violência, o que seria "normal", mas não gandhiano. A exceção ocorreu na aldeia de Chauri Chaura, com o povo amotinado incendiando o distrito policial. Quem mais sofreu com isso foi o Santo.

Para Gandhiji, a independência de seu povo era um fim sagrado, e, por isto mesmo, não poderia ser corrompido pela utilização de meios sujos: violência e mentira. Ainda mais do que a independência de seu povo, ele amava a VERDADE e o AMOR — *satya* e *ahimsa*. Para ele, os fins não justificam os meios. Meios limpos devem dar santidade, sanidade e beleza ao fim.

A VERDADE LIBERTA — Gandhi subira tão alto em sabedoria que não podia odiar, nem mesmo os tiranos. Os tiranos são o que são, fazem o que fazem por conta da ignorância que os cega. Eles nada sabem da "VERDADE QUE LIBERTA". Por outro lado, achava que a opressão não é obra apenas do opressor, mas também da pobreza espiritual dos próprios oprimidos, que também ignoram a VERDADE. Oprimir é pecado, mas deixar-se oprimir também o é. A fragmentação interna da Índia em castas e grupos religiosos opostos facilitava aos estrangeiros o domínio. A liberdade de seu povo devia ser fruto não dos meios impuros (mentira e violência), mas de meios limpos (*satyagraha*) e da unificação de todos, tanto que não se transformasse, em si mesma, numa mentira, quando então a opressão passaria de mãos inglesas para mãos nativas, o que não seria admissível. Isto não era o que ele sonhava para sua Índia.

O HOMEM POLIVALENTE — Não era somente a liberdade política que importava. O povo precisava também libertar-se das superstições, do pauperismo, do conflito, da ignorância, do sectarismo, das castas, da enfermidade e outras debilidades decorrentes de milhares de anos de dominação estrangeira e dos aspectos primitivos da religiosidade do povo. Por isto mesmo Gandhi se fez educador, economista, político, sanitarista, escritor, orador, filósofo, estadista e profeta, sempre a trabalhar pelo desenvolvimento da Índia e pela redenção dos indianos. Em todos estes campos de atividade, os fundamentos e os meios nunca deixaram de ser VERDADE e PAZ — *satya* e *ahimsa*.

Que independência resultaria a um povo onde se observava a tradicional e nefasta *intocabilidade*?

OS INTOCÁVEIS — Parte considerável da população, graças a uma instituição multimilenar mas inaceitável, era alienada pelo simples fato de ter nascido na massa dos sem-casta. Em sua própria terra, o *intocável* era impedido de rezar nos mesmos templos, freqüentar os mesmos lugares, mandar os filhos às mesmas escolas, tirar água dos mesmos poços que eram utilizados pelos integrantes das castas. Gandhiji não admitia quaisquer discriminações, pois via todos como expressões da mesma Realidade Divina. Em face disto, perante si mesmo assumiu compromisso de derrubar preconceito tão injusto, tão arraigado, tão iníquo. Para tanto, sempre com *satya* e *ahymsa*, pôs-se ao lado dos *intocáveis*, aceitando viver sob as mesmas míseras e injustas condições. Chamando-os carinhosamente de *harijans* ("filhos de Deus"), amando-os como a si mesmo, derrubou as velhas muralhas da separação e os integrou à comunidade da Pátria.

JEJUNS — Tanto para revogar a intocabilidade como para promover o entendimento entre grupos religiosos, muitas vezes praticou prolongados jejuns, que só eram suspensos quando conseguia o fim desejado. Aliás, a automortificação foi uma "arma" que sempre usou. Quando, por exemplo, observava um defeito grave em um de seus discípulos, se comportava como se o pecado fosse não do outro, mas seu. E, conseqüentemente, praticava pesadas austeridades, isto é, *tapas*, na linguagem que os *yoguins* entendem.

LIBERTAÇÃO POLÍTICA — Desde 26 de janeiro de 1930, quando ele e seu discípulo Sri M. Jawaharlal Nehru, juntamente com o povo, juraram que não descansariam até a libertação do jugo inglês, até 26 de janeiro de 1940, quando a Índia se tornou uma República, o martírio dos indianos comoveu o mundo. E o mundo viu como a VERDADE vence a mentira, e o AMOR, a violência.

SECTARISMO E ÓDIO — Libertação fora difícil, mas se completara. A libertação da animosidade religiosa, porém, não fora atingida. O *satyagraha* vencera a Grã-Bretanha, mas não conseguira realizar o que o grande líder sonhara: fazer os grupos religiosos entenderem, como ele entendia, a religião como "unidade na diversidade", isto é, uma unidade subjacente e essencial e uma diversidade convivendo em compreensão e respeito mútuo.

Na oportunidade de sua libertação política, a guerra religiosa cindiu a nação, dando como resultado dois países: a Índia e o Paquistão. Este último para os fiéis da Liga Muçulmana.

A negação do *satyagraha* ensangüentava o país em guerra religiosa e confrangia o santo coração de Gandhi.

Indiferente aos riscos e aos sofrimentos, aquele franzino velhinho, tendo dispensado proteção policial, quase nu, descalço, materialmente desamparado, enfrentando o risco de ser assassinado, meteu-se na localidade de Noakhali (Bengala Oriental) onde os muçulmanos tinham grande superioridade, e um hindu, entre os adversários, em sua divina loucura, ia rezando e pedindo a todos que fizessem a paz e renunciassem ao morticínio. Os gritos de ódio falaram mais alto do que a sensatez do sábio e a piedade do santo. O que recolheu como resultado foi a ira estúpida dos contendores.

MORTE DE GANDHI — Na noite de 30 de janeiro de 1948, o velho *Mahatma* (título dado pelo povo e que significa Grande Alma) estava em preparo para o *sat sang* (reunião piedosa), quando um fanático hindu fez três disparos contra ele. Mortalmente ferido, fez o que aprendera no Gita (livro sagrado dos hindus): uniu as mãos como em prece e, pronunciando o nome de Deus (Ram, Ram...), libertou-se do velho corpo desgastado por tantas lutas e austeridades, e mergulhou na Eternidade, seu verdadeiro lar.

A História registra que, no Coliseu, as feras chegaram a lamber os pés de alguns santos. Mas as feras humanas, movidas de ódio religioso, são cegas demais. Não há fera mais violenta do que um pseudo-religioso quando destrói em nome daquilo que entende por Deus.

Referindo-se à morte de Gandhiji, assim o Primeiro-Ministro Nehru se dirigiu à nação: "A luz deixou nossas vidas e há escuridão em toda a parte... A luz partiu, eu disse, mas estava errado. Pois a luz que brilhava neste país não era uma luz comum. A luz que iluminou este país, durante anos, irá iluminá-lo por muitos mais anos, e mil anos depois aquela luz ainda será vista neste país e o mundo irá vê-la e ela trará consolo a inumeráveis corações..." (Citado pelo Sr. S.V. Patel, Embaixador da Índia).

DIVINOS MARGINAIS — Diante da infinita distância que separa sua grandeza espiritual da mesquinhez da vulgaridade, costumo dizer que o *Mahatma* era um "marginal", como tantos outros que a História registra — Sócrates, Buddha, Jesus, Madre Tereza de Calcutá, Chico Xavier, Francisco de Assis... — que o mundo, tão desastradamente "normal", não entendeu, não entenderá tão cedo e tende a esquecer. Foram os "normais" que o mataram, como querendo provar que é insensatez viver a VERDADE e trabalhar pela PAZ. Efetivamente, quando a mentira é recurso generalizado para se obter o desejado e afastar o desagradável, aquele que vive fielmente a verdade é, sem dúvida, um "marginal", por ser diferente. Numa sociedade onde a violência, aprendida desde a infância, é o meio de aniquilar o oponente, o manso é "marginalizado" e paga por isto. Um mundo assim, "normal", não segue, não acata, nem deixa viver um santo, um sábio, um "divino marginal", como foi o Mahatma Gandhi. Até mesmo seus admiráveis seguidores diretos, embora "automarginalizados", seguindo o exemplo do Mestre, com a coragem que dele aprenderam, com verdade, se confessam em dificuldade de compreendê-lo total e completamente.

OS LIVROS SAGRADOS — Foi em Londres que o jovem Mohandas tomou contato com três livros que o guiaram na vida: a *Gita* (Canção do Senhor), texto clássico da literatura religiosa e filosófica da Índia; a *Luz da Ásia* (biografia do Buddha Gautama); o Evangelho de Jesus (principalmente no Sermão da Montanha). Desses monumentos da Divina Sabedoria Universal, ele auriu idéias que, com extraordinária decisão, fielmente transformou em ideais; ideais estes que corajosamente transubstanciou em atos; que foram sua mensagem para a humanidade, para salvar a humanidade.

ECUMENISMO — Espírito ecumênico, dizia ele: "Creio que se lêssemos as escrituras das diferentes crenças baseando-nos no ponto de vista de seus seguidores, veríamos que, no fundo, são iguais... em minha fé há lugar para ensinamentos cristãos, islamitas e zoroastrianos... Ao tentar pesquisar os tesouros ocultos da cultura antiga, deparei com esta dádiva inestimável de que tudo o que é permanente na antiga cultura hindu pode também ser encontrado nos ensinamentos de Jesus, de Buddha, de Maomé e de Zoroastro..." Este seu ecumenismo tão maduro e tão profícuo na conquista da paz chegava a causar perplexidade à religiosidade "normal". E foi por isto que ele uma vez disse: "Entendo perfeitamente como meus amigos ficam confusos quando lhes digo que sou um Hindu satânico." Como poderia ele, mergulhado nas profundidades universais, ser compreendido pelos que se contentam com as ilusões da periferia?!

METANÓIA — Não será a simples leitura dos mesmos textos que ele andou lendo que poderá nos levar a compreender plenamente o comportamento de um Mestre. Só uma profunda transformação em nós mesmos é que poderia nos ajudar. A Sra. Indira Gandhi — Primeira-Ministra da Índia — é assim que pensa: "a compreensão de cada pessoa sobre Gandhi é uma medida de sua própria transformação e crescimento". De fato, somente quem consegue amar e ter paz consegue entender o *ahimsa* gandhiano. Só os amantes da verdade e que a cultivam, seja qual for o preço, podem entender *satya*. Mas, como amar quem nos fere ou oprime? Como dar a outra face depois que uma primeira apanhou? Como não ser violento numa floresta selvagem como esta em que vivemos? Como não nos disfarçar para nos proteger? Como não iludir?

VERDADE — AMOR — Gandhiji — fiel discípulo de Jesus, merecedor de todas as bem-aventuranças do Sermão da Montanha — nos responderia: Filho, procura primeiro "o Reino de Deus"; conquiste primeiro "A VERDADE QUE LIBERTA".

Gandhiji — *jnani* (sábio yogui) — com autoridade diria: Alcança (a sabedoria) *vidya*; vence o egoísmo.

Como apóstolo de Buddha responderia: Vence a ignorância e o desejo, filho. Só assim poderás responder ao mal com o bem.

Ele aprendera que a finalidade do existir é a conquista daquilo que o hinduísmo chama de *mukti*; o budismo, *nirvana*; o cristianismo, *redenção*, e que, só com a VERDADE, se consegue. Ele sempre acreditou e ensinou que a "VERDADE É DEUS".

O conhecimento da VERDADE leva a AMAR, pois que esta VERDADE LIBERTADORA nos faz ver a unidade essencial de todos os seres. Gandhiji amava seus inimigos porque a VERDADE DIVINA o impedia de ver o outro como um ser à parte. Ele via o adversário ou o próximo como uma continuação de si mesmo.

É a vivência do AMOR um dos caminhos reais que conduzem à verdadeira VERDADE. Um outro é a ação inegoística. Gandhiji foi por isto mesmo um exemplo das três principais formas de percepção do Divino. Ele, que era *amor*, *serviu* e foi *sábio*.

GANDHISMO E O MUNDO ATUAL — Analisando o mundo de hoje, descrito nos cabeçalhos, televisão, nos livros de escândalo, no cinema e teatro mórbido, nos conflitos armados, nas nobres mas frustradas tentativas das Nações Unidas na preservação da paz, sabendo o que todos sabemos acerca de ogivas nucleares e de arsenais de guerra biológica em lúgubre expectativa, vendo o que vemos no submundo do terrorismo, da erótica, da alucinação compulsiva, das ondas marcusianas de expansão instintiva e desagregadora, cabe indagar: que será desta civilização se não for aprendida, já, a lição do *Mahatma*?

A LIÇÃO FOI DADA — Como esperar que o homem, que tanto mudou nesses poucos anos, possa entender e imitar aquele franzino velhinho, que parece tão distante, tão diferente, tão estranho?! Francamente tenho tristeza ao confessar que acho muito difícil que os homens "normais", ainda tão confiantes na mentira e na violência, embora ameaçados pela grande hecatombe, que será fruto destas duas pragas, se decidam a imitá-lo. Este pensamento me confrange.

Mas, ele não pensava assim. Ele não chegou a perder a crença na possibilidade da paz. Eis o que disse certa vez: "Não acreditar na possibilidade da paz permanente é descrer da divindade da natureza humana. Os métodos até agora adotados falharam porque a base sincera daqueles que se têm esforçado foi deficiente... Se os reconhecidos líderes da espécie humana, que controlam os engenhos da destruição, estiverem prontos a renunciar à sua utilização, a paz permanente poderá ser obtida. E isso é perfeitamente impossível, sem que os grandes poderosos da terra renunciem a seus desígnios imperialistas. Isto também parece impossível, sem que essas grandes nações cessem de acreditar na corrida de destruição da alma e no multiplicar de suas necessidades, para, assim, aumentar suas possessões materiais."

Em outra oportunidade disse: "Aventuro-me a sugerir, com toda humildade, que, se a Índia atingir o seu destino através da verdade e da não-violência, ela estará dando uma contribuição enorme para a paz mundial, à procura da qual estão todas as nações do mundo..."

A lição foi dada. Mas o mundo ainda não quis ainda aprendê-la.

"BAPUJI" — Permita-nos a Índia também o chamarmos *Bapuji* (pai amado). Ele o foi para toda a humanidade.

É de fato muito difícil seguir-te, *Bapuji*!

É muito difícil renunciar ao conforto, às posses, às posições, aos preconceitos, às seguranças, às estereotipias, aos hábitos e vícios, e, principalmente, ao egoísmo. É árduo — muito árduo, *Bapuji* — fazer o mesmo que fizeste. Qual de nós teceria, no cárcere, uma rica sandália para o seu próprio carcereiro?! Qual de nós jejuaria dias seguidos, pretendendo, com isto, salvar nossos semelhantes de seus próprios erros?! Qual de nós seria capaz de morrer perdoando nosso assassino?! Como ser tão cristão?!

Como pode o mundo aprender tua lição?!

Tu, fidelíssimo apóstolo de Jesus, que tanto O amaste, bem sabes que também a lição dele foi esquecida pelo mundo.

De onde estiveres — *Bapuji* — olha para cada um de nós, e tal como fizeste a teus *harijans*, dá-nos a coragem e a decisão que ainda nos faltam para imitar-te incondicionalmente.

Que os povos de todo o mundo possam saber o que foi tua vida, isto é, tua mensagem. E que nossas vidas, transformadas, possam constituir, nesta hora, a nossa homenagem.

Lei do Karma

A CAUSA DOS SOFRIMENTOS — "Ao passar, viu ele um homem, cego de nascença. Seus discípulos indagaram: Rabi, quem pecou, ele ou seus pais, para que nascesse cego?" (Jo 9:1,2). A forma de os discípulos pedirem explicação ao Mestre indica que Ele já lhes ensinara antes que há uma relação entre o sofrimento (cegueira) e o pecado. Ele já lhes falara da universal lei de causa-e-efeito.

Ao paralítico, que Ele fizera andar, na piscina de Siloé, sentenciou: "Eis que estás curado; *não peques mais, para que não te suceda algo ainda pior* (do que a paralisia de trinta e oito anos de duração)" (Jo 5:14). Daí deduzimos que é impróprio, ou melhor, injusto (com referência a Deus) dizer que alguém sofre pela vontade do Senhor.

Deus não tem *vontade* de fazer algum de nós sofrer. Nossos sofrimentos de onde vêm, então? Qual ou quais são suas causas?

É infantil pensar que eles nos apanham por acaso. É injusto supor que Deus no-los inflige. Ele que é todo misericórdia, e nada tem de juiz, duro e intransigente, a punir os maus e a premiar os bons. O cego de nascença e o paralítico, ao contrário, foram curados por Deus. Diante disto, somos convidados a analisar a lei de causa-e-efeito, segundo a qual nosso agir (*karma*) é causa de nosso destino. Este, seja de sofrimento ou de gozo, é conseqüência de nossas ações anteriores. Ao constatarmos esta causalidade (não confundir com casualidade), tiramos de Deus a responsabilidade por nossos sofrimentos, e nós mesmos a assumimos.

LEI DO KARMA — Segundo a *lei do karma*, é errado e injusto dizer, quando em padecimento, chicoteado pela desgraça, "Esta é a vontade de Deus".

Somos os artífices de nosso futuro — sorriso ou lágrima — pois agora mesmo estamos *desejando, pensando, falando* e *agindo* numa ou noutra direção de nossa escolha, e assim, gerando causas para efeitos futuros em nossa vida. Igualmente podemos dizer, que a "lei" nos está premiando ou castigando hoje, pelo que, no passado, andamos *desejando, pensando, falando* e *fazendo*. Hoje curtimos o ontem. Amanhã curtiremos o hoje. É a perfeita justiça (retributiva e distributiva); justiça infalível, desde que o efeito já está *programado* na causa. Se alguém agora achar de beber alguns *drinks* que lhe empanem a precisão dos reflexos, e depois sair com seu carro, o acidente que vier a padecer nada tem a ver com a vontade de Deus.

RACIONALIZAÇÕES — Há muitos que contestam a "lei". Arranjam, para tanto, mil e um argumentos lógicos ou teológicos, mas que, em realidade, não passam de *racionalizações* (na conceituação freudiana, isto é, "desculpas intelectuais" para não ter de se reconhecer escravo do indesejável, e conseqüentemente, assumir responsabilidades). Os contestadores, em muitos casos, são movidos pela tibieza. Pensam mais ou menos nestes termos: "Se eu aceitar que sou responsável por meu destino, é lógico que tenho de renunciar a muitos pecadinhos deliciosos, muitas conquistas amorais que ando fazendo... É bem melhor continuar acreditando na *casualidade*, pois a tal da *causalidade* vai me incomodar demais..."

CONTESTAÇÃO AO "KARMA" — Sempre que me encontro propondo a *lei do karma*, alguém sai com esta: "Se fosse assim, Fulano, que todo mundo sabe que, como político (comerciante, médico, administrador...) é um calhorda, e já 'fez misérias' contra o povo, está aí, cada vez mais rico, mais poderoso, gozando a vida... Por que nada lhe acontece?"

Respondendo, de início, sugiro que a situação do tal pode ser feliz apenas na aparência, mas por dentro, em sua mente, pode estar na pior, embora pose de feliz, de vitorioso, de invencível.

A seguir lembro que, embora o efeito de nosso comportamento esteja programado, pois já faz parte da causa, sua hora de manifestar-se pode não ter ainda chegado, mas vai chegar. Não chegou ainda a hora da colheita. Se alguém beber cianureto de potássio, imediatamente sofrerá os efeitos terríveis, que todos conhecemos. Em casos tais, o efeito é imediato. Noutros, lamentavelmente, é mediato, isto é, vai manifestar-se após um prazo longo de maturação. Se todo fumante, tendo terminado de fumar sua primeira carteira de cigarros, começasse a sentir o afogamento doloroso do enfisema pulmonar, que virá a padecer um dia na velhice, nunca mais fumaria. Se tal acontecesse, as multinacionais da desgraça tabagística passariam a fabricar bicicletas. Mas, para desgraça do próprio fumante, o câncer, o enfisema e outras doenças que o fumar acarreta ficam para muito mais tarde, e assim, o imprudente continua a sacrificar-se no altar da negligência. O retardo na maturação do *karma* estimula o faltoso a agravar seus erros, podendo por algum tempo desacreditar na relação causa-efeito.

Os contestadores da *lei do karma* não se dão por achados, e, com freqüência, retrucam: "Ora, todo mundo sabe que Fulano sempre foi corrupto, explorador do povo, mandou matar adversários, vendeu alimentos desonestos, deu desfalques, viveu impingindo doutrinas inventadas e se fazendo passar por guru... no entanto, morreu tranqüilo e hoje tem até rua com nome dele." E não param aí. Desafiam: "Onde está a justiça? Aconteceu exatamente o oposto da tal lei. Por outro lado, meu tio foi o tipo do homem honesto, desapegado, puro, caridoso, pois bem, depois de anos de terrível doença — coitado! — morreu quase à míngua. Cadê a justiça?"

MATERIALISMO — Se meu contestador for um materialista impelido a admitir que, dado o último suspiro, tudo se acaba, confesso que não tenho saída, explicação ou argumento para ele. A verdade porém é que, a esta hora do avanço de tantas e concludentes pesquisas científicas insuspeitas, declarar-se materialista, isto é, negar o espírito, é de dar pena; é passar-se recibo de ignorância arrogante. É aí que tenho grande pena dele. Os vedantinos, budistas e cristãos sabem que a ignorância é o pecado-raiz de todos os demais. Estão aí a Parapsicologia, a Psicotrônica, a Parafísica, a Paramedicina, as conhecidas e insuspeitas pesquisas atrás da Cortina de Ferro, mecânica quântica, a não deixarem lugar para dúvida ou negação. O que há de irreal, por ser transitório, é o corpo, é a matéria; o que há de real e imortal é o Espírito. O que o materialismo afirmava, hoje, a ciência nega. O que negava, agora a comunidade científica afirma. Materialismo é agora algo tão inaceitável como a inquisição espanhola. Supor que nossa morte, isto é, a morte próxima que vamos sofrer, encerra tudo, inclusive as conseqüências de nossos delitos, é lamentavelmente pueril.

Outros contestadores da *lei do karma*, diante de argumentos e dados científicos que comprovam a sobrevivência, procuram uma brecha em minhas afirmações, e indagam, com ar de desafio: "Então, você é destes que ainda acreditam em céu e inferno?!" No tom da voz e no rosto deles eu leio: "Se disser que sim, perdeu todo meu respeito."

CÉU E INFERNO — Minha resposta é esta: depende do céu e do inferno aos quais se refere. Se é um céu além das nuvens, povoado de anjinhos bochechudos tocando harpa, e cantando, na recepção a um devoto que está chegando para a entrevista com São Pedro, não. Não acredito nisto. Se o inferno que você menciona é aquele de eternas fornalhas, tridentes, gritos, cheiro de enxofre... maltratando um morto calhorda condenado, também não. Acredito num céu que não é eterno, mas temporário e é formado pelo conjunto dos pensamentos, pelas imagens, finalmente por todos os frutos bons do bom *karma* de alguém,* que pode estar ainda no uso do cor-

*Os maometanos acreditam que as almas dos justos vão para um céu onde há muitos prazeres, com florestas, regatos... exatamente o oposto do ambiente desértico onde eles (árabes) vivem. O Valhalla dos escandinavos era um céu onde havia gloriosas batalhas vitoriosas, na presença de Odin. Os peles-vermelhas aspiravam a um céu de pradarias onde a caça era abundante e fácil... O céu e o inferno são condições astrais existentes, e são forjadas pelas mentes humanas (à sua imagem e semelhança). Existem, portanto, mas não lugares para prazeres e pesares *eternos*.

po, ou já o tenha descartado. Nesta condição de felicidade, que corresponde à justiça, ao credor de um bom *karma*, isto é, carregado de méritos por ele mesmo acumulados, nisto eu também *não creio*. Não creio somente. Tenho certeza de sua existência. Na eterna desgraça negra de alguém que cansou de causar danos a seus semelhantes, neste inferno, que, igual ao céu, tem localização na mente da pessoa, desde inferno tenho certeza. Gozar o céu ou padecer o inferno, também não é coisa que esteja na dependência exclusiva de "ter morrido", isto é, ter descartado o corpo-equipamento. As almas bondosas não estão no céu. Carregam o céu dentro delas. O inferno também não é algo externo. É interno. Cada um de nós cria seu céu e seu inferno.

TRANSMIGRAÇÃO — Os mais resistentes em aceitar sua responsabilidade *kármica*, como última cartada, ainda tentam esta: "Se nossa boa qualidade de vida é gerada por nós mesmos, no passado, por que nascem crianças aleijadas, em casebres miseráveis, destinadas à miséria, e na companhia de pais imbecis, analfabetos e sifilíticos...?"

Vem à minha mente o quadro de Jesus curando o cego de nascença, e seus discípulos perto. Estes, aproveitando-se do incidente, querendo conferir uma lição anterior (aquela que diz que nossas doenças e infelicidades são geradas pelos nossos pecados), perguntam: "quem causou aquele efeito doloroso (cegueira), no naciturno?" Se fosse absurdo admitir que o próprio cego gerara a doença antes de nascer, os discípulos não teriam ousado fazer tal pergunta. Se o fizeram é porque Jesus, anteriormente, já lhes ensinara que a *lei do karma* tem validade de uma existência a outra. É inadmissível supor que aquele homem tivesse pecado ainda quando feto, no útero materno. Feto não peca. Só resta uma hipótese, que, se fosse absurda, o Mestre contestaria imediatamente, aliás, os discípulos nem ousariam formular: em vida anterior, o atual cego andou pecando, isto é, acumulando *karma* negativo que, naquela vida (subseqüente), frutificara em cegueira, em cegueira congênita.

O "*JIVA*" — A transmigração, doutrina fundamental das religiões da maioria da humanidade (budistas, hinduístas e algumas escolas cristãs), é tão antiga quanto a *lei do karma*, e a ela é inseparavelmente ligada.

Segundo o hinduísmo, o *jiva* (uma alma individual submetida ao processo de evolução) peregrina de existência em existência, buscando amplificar sua consciência, e assim, libertar-se dos grilhões da ignorância e do *karma*. Todos, embora co-partícipes do Ser, somos *jivas*, isto é, expressões Suas individuais, transmigrando de uma vida à outra, evoluindo, e predestinados ao re-ingresso no Reino, ao re-encontro com o Pai, à re-ligação com Sua Casa, à re-unificação, ao Yoga.

Em cada existência, o *jiva*, igual a um escafandrista que desce para uma nova missão de aprendizado, veste um novo equipamento (o corpo físico, a estrutura bioplasmática, a estrutura emocional-mental). Degradado o equipamento, o *jiva*, por um fenômeno que chamamos morte, abandona tal equipamento e se sente temporariamente liberto e de posse do aprendizado colhido. Quando tiver de novamente nascer, sua experiência advinda das vidas anteriores o acompanha, constituindo seu *karma*. Os nascimentos se repetem compulsoriamente até o esgotar-se do *karma*, permitindo a libertação (*mukti*) do escafandrista (*jiva*).

A meta da evolução do *jiva* é a Perfeição, conforme Jesus

sentenciou: "Sede perfeitos como Vosso Pai Celestial é perfeito." Se o *jiva* recebesse tão gloriosa missão e se visse dispondo de somente uma oportunidade existencial, de uma única vida, que pode durar oitenta anos ou apenas oito segundos, por certo não o conseguiria, e Jesus nos teria amarrado às costas, igual a um fariseu, que ele tanto reprovava, um insuportável fardo, ao nos dar uma sugestão tão absurda. Para atingir a Perfeição, o Eterno, em nós, disporá de tempo bastante transmigrando inúmeras vezes, de corpo em corpo, evoluindo sempre. O atual corpo é um deles, na cadeia imensa de muitos. Para subirmos cada degrau da "escada de Jacó", devemos vestir um novo equipamento, adequado ao que teremos de fazer e nas condições que o *karma* determinar. Em cada vida, nascemos herdeiros de nós mesmos. Aquele pobre homem de Siloé herdou, karmicamente, uma paralisia, um equipamento ruim.

KRISHNA ASSIM FALOU — "Assim como um homem, sacando suas roupas usadas, veste outras novas, assim também o *morador-do-corpo* (o *jiva*), largando corpos desgastados, entra em outros que sejam novos" (*Gita*).

Se a transmigração não nos fosse concedida, como poderíamos atingir a Perfeição? Seria impossível. No entanto, a fim de incentivar o empenho dos indivíduos para se aperfeiçoarem, aproveitando ao máximo a presente oportunidade existencial, líderes de algumas religiões negam a transmigração e ensinam que só há esta vida presente. A perfeição tem que ser nesta existência ou nunca.

"KARMA" — Outra parte da pergunta a Jesus é se a cegueira teria sido causada pelos pecados dos pais. Seria absurdo que os filhos pagassem pelos pais. Já no Velho Testamento o livro Deuteronômio (24:16) nega tal hipótese: "não se farão morrer os pais pelos filhos nem os filhos pelos pais: *cada homem será morto pelos seus erros*". Aí está a confirmação da *lei do karma*. A resposta de Jesus também merece ser analisada: "Nem ele errou nem seus pais, mas para que se manifeste nele a ação (no grego, *érga*) de Deus." As edições comuns do Evangelho traduzem *érga* por glória. Tradução imprópria.

TRANSMIGRAÇÃO — "Em verdade, em verdade te digo, que *se alguém não nascer de novo* (do alto) *não pode ver o Reino dos Céus*", foi a resposta que Jesus deu a uma pergunta feita por um Mestre de Israel — Nicodemos.

O *Corão*, livro de Maomé (Mahoma), ensina a transmigração: "Deus é Aquele que vos criou, depois provisiona para vós; depois vos faz morrer; e vos dá vida outra vez" (XXX 4). "Aquele que vos trouxe a existir no princípio vos reviverá (depois da morte) porque conhece toda arte criativa" (XXXVI 79).

Até o ano 553 de nossa era, o Cristianismo nunca se pronunciara contra a transmigração. Mas, nesse ano, o Segundo Concílio de Constantinopla resolveu condenar a doutrina.

Pitágoras, Empédocles, Platão, Plotino, Giordano Bruno, Van Helmont e muitas outras expressões do pensamento acreditavam na transmigração.

Os *jainas* dizem que "é a carga do *karma* do passado e a aquisição contínua de novo *karma* que tornam a alma atada ao processo da transmigração. Depois da morte, a alma, com sua cobertura de substância *kármica*, nasce num novo corpo, cuja natureza se define pela qualidade do *karma*". O mesmo ensina o Budismo.

A maioria dos reencarnacionistas, infelizmente, raciocina assim: "Já que a Vida me dá muitas vidas para que eu evolua, por que não gozar bastante esta, deixando para outras meus esforços evolutivos?!" Comportamento característico de estudante vagabundo e filho de pai rico. Neste caso, é melhor supor que só dispomos da presente existência, para dignificá-la, aproveitá-la, fazê-la render, fazer por onde merecer a glória de viver.

O SALÁRIO DO PECADO — Se os violentos deste mundo, que estão gerando pobreza, doença, impureza, conflito, terrorismo, vício, tirando o sustento e a vida de seus semelhantes a troco de "bons" lucros, de "grandes" compensações, de "elevados" *status*... passassem, a partir deste momento, a ter a absoluta certeza de que, acumulando mau *karma*, estão se condenando, inevitavelmente, a muitas formas de sofrimentos; se não tivessem dúvida sobre uma lei infalível que os obrigará a "pagar até o último centavo"; se soubessem que o "salário do pecado é a morte" e que "quem com ferro fere, com ferro será ferido"; que "a semeadura é voluntária, mas a colheita é compulsória"; se tivessem um pouco mais de inteligência e descobrissem que se até agora o fiscal, o policial, o juiz, ainda não lhes pôs as mãos, as mãos punitivas do *karma* infalivelmente os alcançarão, mesmo que se escondam numa remota galáxia...; se os malfeitores pudessem ver e sentir com antecedência o que está por vir, mudariam suas vidas cruéis e estúpidas, e o planeta lucraria, e a humanidade viveria bem melhor daí por diante.

Mas, como o efeito dos males que praticam não desabam imediatamente sobre suas vidas, os perversos se sentem seguros e se sentem bem em acreditar que podem driblar perpetuamente a lei. Enquanto o *karma* não amadurece, eles acreditam que o "crime compensa", mas, como se iludem!...

BENDITO ESQUECIMENTO — Outro argumento dos renitentes opositores das leis da transmigração e do *karma* é um lugar-comum: "Se eu vivo agora sem saber quem fui e o que andei fazendo, em vida passada, e hoje sofro, não é injusto? Onde está a justiça se sofro o que *outro* fez de errado?!"

Primeiro: por que não nos lembramos do que andamos fazendo? Por sabedoria e misericórdia de Deus. Imagine que você viesse a ter a nítida visão de vergonhosos e deprimentes comportamentos anteriores, e vivendo com pessoas de cuja amizade, respeito e consideração você tanto espera, e que foram suas vítimas, e que elas, também sabendo os grandes males que você lhes infligiu, o olhassem com rancor e desejo de vingança. Como lhe seria possível viver, regenerar-se, progredir, libertar-se do passado?! Como seria terrível que os tormentos, os conflitos, os ódios de outrora fossem nitidamente conhecidos na presente existência! O desconhecermos tudo isto é condição para prosseguirmos, subindo a "escada de Jacó".

Não obstante meu esquecimento em relação ao que fiz há dezenas de anos, quando criancinha, continuo, karmicamente, recebendo os frutos daquele tempo. A criança que eu fui é outra pessoa que não a que hoje sou. Nem mesmo o corpo continua o mesmo. Todas as células se renovaram. Mas, embora não sendo a mesma pessoa, o *karma* que então foi semeado, hoje está sendo colhido. Não sou a mesma pessoa, mas continuo sendo a mesma Consciência Divina em evolução. Se não tenho lembrança da pessoa que fui na infância, como poderia pretender lembrar-me do que fui e fiz em vida anterior?! Há casos de "memória extracerebral", quando indivíduos especiais se recordam de experiências de existências pregressas, os quais os cientistas estudam metodicamente. São exceções. A regra porém é o esquecimento.

O ATOR E OS PERSONAGENS — O *jiva*, ou a Alma que transmigra, é comparado pelos hindus com a linha que enfia todas as contas do colar, sendo estas as diversas existências sucessivas. Outra analogia é a do ator (o *jiva*) e as diversas personalidades que ele encarna (ou reencarna). Uma personagem de uma peça nada sabe das diversas outras que o ator andou interpretando, mas o ator, sabe. O *jiva*, em cada existência que assume, recolhe as experiências, que o há de levar à retomada da plenitude da consciência, quando então o "ator" nunca mais precisará representar; terá se libertado do palco.

"Assim como a continuidade física é necessária à evolução física, também a continuidade de consciência é necessária à evolução das características mentais e morais" (Bhagavan Das).

O *jiva* (reencarnante, o "ator", o "escafandrista", o "fio do colar", aquele que persiste), através das respectivas experiências existenciais, realiza sua própria evolução e reconquista sua liberdade. Quando dizemos que o homem evolui, não nos referimos a um Fulano, mas ao HOMEM eterno, ao *jiva*.

CRIME E CASTIGO — "O sofrimento não é conseqüência de um ato errado, mas é parte efetiva dele, não obstante venha a ser experienciado depois" (Bhagavan Das).

Propus este pequeno estudo sobre *karma* e *transmigração*, embora superficial e falho, visando a esclarecer que os violentos não fugirão ao ajuste de contas. Deus não pune ninguém. Cada um é seu próprio juiz e carrasco. Nesta ou noutra vida, a dor despertará o pecador.

Os violentos ou desconhecem ou se recusam reconhecer as leis da transmigração e do *karma* — isto lhes convém.

Todo desejo, todo pensamento, toda palavra, toda ação geram *karma*, bom ou mau. Nós mesmos criamos nosso céu e nosso inferno.

Ninguém está hoje sofrendo ou gozando injustamente, mas colhendo os efeitos de ações que já praticou.

Nenhum crime é impune. Nenhuma generosidade ou amor se perde.

A colheita é da mesma natureza da semeadura. "Quem semeia ventos colhe tempestades." Infalivelmente. Quem semeia amor e amabilidade virá a colher amor e amabilidade. Infalivelmente. Quem fizer chorar vai viver em pranto. O violento de hoje padecerá violência depois. Infalivelmente.

OS TRÊS "KARMAS" — São três os *karmas* de cada pessoa:

- O *karma maduro*, aquele já desencadeado nesta mesma existência. Por exemplo, a cegueira e a paralisia que Jesus curou. Nossas condições biológicas, energéticas, psicológicas e sociais na presente existência são nosso *karma* frutificando; são efeitos gerados por causas anteriores;
- O *karma acumulado*, aquele que, igual a sementes que ainda não germinaram, mas que guardam seu poder germinativo, o qual, no futuro, nesta ou em existências futuras, virá a produzir seus efeitos. É o *karma* potencial·
- O *karma em geração* é o que estamos criando agora, pelo simples fato de existirmos, a desejar, a pensar, a falar, a agir.

A GRAÇA X "KARMA" — Ninguém foge a seu destino", dizem os fatalistas. Será verdade? Relativamente ao *karma maduro*, o que está em execução é verdade. A não ser que tenhamos a milagrosa interferência de Deus, que tem o poder total de nos libertar, sofremos irremediavelmente as conseqüências más de nosso malfazer. Nosso redentor pode opor à universal lei-do-karma, a onipotência da lei-da-graça, e assim, libertar-nos das cadeias kármicas.

Do *karma acumulado* nós mesmos podemos nos libertar, isto é, temos o poder de evitar a punição que ainda virá. Como? Patanjali, o codificador da Raja Yoga, explica assim: o *karma* potencial é como sementes, que no tempo adequado germinam; ora, se as fritarmos, acabamos com seu poder germinativo, então não germinarão mais. Todo sistema de Yoga pode ajudar-nos a fritar tais sementes e, portanto, libertar-nos do *karma*. O Cristo, com sua Graça, que nós conquistamos mediante nos tornarmos seus discípulos e seguidores, também nos redime.

Sobre o *karma em geração* temos completo domínio. Mediante o "orar e vigiar", principalmente vigiar, assumimos a gerência de nossos desejos, pensamentos, palavras e ações, e, assim, tomamos as rédeas de nosso destino, tornando-o melhor.

ESCOLHENDO O DESTINO — Os Mestres hindus utilizam uma interessante analogia para explicar os três *karmas*.

Um arqueiro atirou uma flecha; tem uma no arco esticado; e algumas outras, na aljava, às suas costas. A que está no ar foge-lhe totalmente ao comando — é o *karma maduro*. As da aljava representam o *karma acumulado*. Aquela que está no arco, o *karma em geração*. Sobre estas últimas, ele tem domínio; depende só de assumir, de optar, de escolher. Se já estamos padecendo os dolorosos efeitos da violência que praticamos no passado, não temos saída, a não ser a propiciada pela Graça Divina. Os efeitos que ainda virão do passado poderão ser mudados por nosso esforço agora. Nosso agir agora pode evoluir da violência para a benevolência e conseqüentemente o futuro será feliz. Se fizermos nosso esforço pessoal, a Graça virá em socorro. Discordo do fatalismo incondicional. Seria negar ou limitar o poder e a misericórdia de Deus. Dizer: "não tenho cura porque este é meu *karma*" é um lamentável erro. O Cristo nos oferece sua Graça, mas o pensamento fatalista levanta contra nós uma barreira. Suportar a dor kármica com resignação e tranqüilidade é positivo, mas duvidar da Graça é negativo. A Graça vence o *karma*.

LEI DO RETORNO — Se alguém jogar perfume contra um ventilador em movimento, receberá perfume. Se, em vez de perfume, jogar areia, receberá um açoite no rosto. Se diante do espelho, fizer careta, receberá careta; se em vez de fazer careta, sorrir, receberá sorriso. Assim acontece em muitos aspectos de nossa vida. Diríamos que a reação é da mesma natureza e proporcional à ação. Tal é a *lei do retorno*, que o povo já reconhece quando diz "o feitiço vira contra o feiticeiro". Esta é uma verdade universal que nunca deveríamos esquecer, para evitar sofrimento.

É porque se esquecem da "lei do retorno" que muitos indivíduos agem mal, agem sob o impulso malsão de *himsa*, em detrimento de outros, desejando, pensando, falando e atuando perversamente. Tudo que desejarmos, pensarmos, dissermos e fizermos para nossos semelhantes virá sobre nós. Assim, se o que fizermos for motivado por *himsa*, desejando o mal, falando mal, fazendo o mal, teremos de retorno tudo isto a castigar-nos. Se, ao contrário, formos motivados por sentimentos de fraternidade, solidariedade, *ahimsa*, bondade... a reação virá para nos fazer mais felizes, sadios, alegres... O retorno é certo — não esqueçamos.

CONVITE À BENEVOLÊNCIA — O "convite à não-violência" nos leva a sugerir: evite alimentar o menor desejo de que algo mal aconteça a outrem; nunca pense mal dos outros; respeite a reputação de seus semelhantes, evitando maledicência e calúnia; não faça o menor gesto agressivo contra quem quer que seja.

Indo adiante, depois que já nos lembramos que há uma "lei-do-retorno" e para um viver melhor: cultive o hábito de desejar o melhor para os demais; pense bem deles; use para eles palavras de estímulo e amar.

RESTABELECENDO A VERDADE — Acentua Bhagavan Das (in *Sanâtana Dharma*; Theosophical Publishing House; Madras, Índia) que "somente nos tempos modernos, durante um período de grande ignorância, esta verdade (transmigração e *karma*) foi perdida de vista no Ocidente, e noções fanáticas e muito irracionais, conseqüentemente, cresceram tentando explicar a alma humana, sua natureza e seu destino, lançando descrédito sobre a amorosa e justa lei de Ishvara (Deus)".

A tradição judaico-cristã é rica de referências a esta verdade, que, infelizmente para todos nós, é negada.

- Pelo que vi, os que semeiam a maldade, isso mesmo recolherão. (Jó 31:8)
- O que o homem semear, isto também colherá. (Gl 6:7)
- O mau não ficará sem castigo. (Prov 11:21)

INVESTINDO NA DESTRUIÇÃO — A imprensa de todo o mundo denuncia o estado mórbido em que vivemos: a humanidade (não seria mais justo dizer "desumanidade"?) está deixando morrer de fome a cada minuto centenas de milhares de crianças, principalmente no terceiro mundo, por estar "investindo" em armas apocalípticas. Em cada minuto se "investe" um milhão e trezentos mil dólares na destruição de toda a humanidade!

Encerrando este capítulo, rogo ao Cristo, meu Guru, que logo se cumpra a profecia de Isaías: "... suas espadas se converterão em relhas de arado e suas lanças em enxadas..." (Is 2:4); que faça cada violento da terra se converter à Verdade e ao Amor; que cada um de nós (a começar por mim) passe a viver na convicção de que:

- Se vivermos para o bem, viveremos bem. Se praticarmos a maldade, não nos queixemos da maldade que nos sobrevirá;
- Somos herdeiros de nós mesmos, embora esquecidos do que semeamos (herdamos débitos e créditos);
- Qualquer hora é hora de metanóia, isto é, de dar uma guinada em nossas convicções, motivações, valores, desejos, pensamentos, palavras e atos, dirigindo-os para o bem pessoal e social;
- De escravos do *karma* temos que evoluir para Senhores de nosso destino, contando para isto com nosso esforço pessoal e com a onipotente, onisciente, onipresente e onidoadora Graça de Deus.
- A renúncia à violência (*himsa*) e a prática da benevolência (*ahimsa*) não as podemos retardar mais, senão será muito tarde.

A GUERRA SANTA E A PAZ

- Além do mais, considerando teu próprio dever, não deves vacilar, porque nada há de mais elevado para um guerreiro (*kshatriya*) que uma guerra justa. (Gita II, 31)

- Felizes deveras são os guerreiros, ó Partha, que são chamados a lutar numa tal batalha, que é como uma porta aberta para o céu. (Gita II, 32)

- Mas, se não quiseres combater nesta guerra justa, então, tendo abandonado teu próprio dever e fama, incorrerás em pecado. (Gita II, 33)

- ...engaja-te na batalha. (Gita II, 38)

- ...não vim trazer a paz, mas a espada. (Mt 10:34)

Yoga, a Tecnologia da Paz

"Yoga para La Paz" reuniu em Marbella (Espanha) nos nove últimos dias de abril de 1983, ilustres cientistas: Dr. J.M. Rodriguez Delgado (Professor da Universidade de Yale e autor de *O Controle Físico da Mente*); Dr. Bernard Benson (*expert* em armamento nuclear e autor de *O Livro da Paz*); Dr. Raymond Mood (psiquiatra americano, autor do célebre *A Vida Depois da Vida*); Dra. Therese Brosse (a mais autorizada pesquisadora da fisiologia do Yoga, e autora de *Consciência e Energia*); Dr. Enrique Miret Magdalena (pensador e escritor católico espanhol); Dr. John Leslie Rossner (Bispo da Igreja Anglicana no Canadá e Presidente do Instituto Internacional de Ciências do Homem Integral, Professor de Religiões Comparadas na Universidade de Concórdia — Canadá, e autor de numerosos livros sobre o novo humanismo); Dr. J. Vyas (cardiologista dos mais ilustres da Índia); Dr. Salvador Terol (Doutor em Ciências Físico-Químicas e Diretor do Programa de Estudos de Alternativas Energéticas do Conselho Superior de Investigações Científicas, da Espanha).

Convidado pelo Swami Vishnu Devananda (um ativo pacifista; autor de *Meditações e Mantrans* e *O Livro do Yoga*;

líder espiritual de centenas de milhares de discípulos por todos os continentes), apresentei também minha contribuição — o trabalho que aqui transcrevo, por ser matéria que ouso julgar aproveitável para a promoção de *ahimsa*.

A HUMANIDADE SEM PAZ — A ameaça de um holocausto tecnológico, destruindo a humanidade, até mesmo o planeta, está presente. A destruição total é não somente possível, mas, infelizmente, está se tornando provável. Isto nos preocupa a todos. Preocupa, não. Amedronta!

A ausência de paz no mundo está impossibilitando a paz dentro de nós. A guerra de fora acende a guerra de dentro. As informações que nos vêm dos órgãos de comunicação geram em nós condições de apreensão e medo, levando-nos quase à angústia e à desesperança. Todas as pessoas se sentem irremediavelmente condenadas e, o que é pior, impotentes para remediar ou mesmo para tentar escapar.

Podemos esperar que os donos do poder criem juízo e renunciem ao ódio, à ambição e a uma estúpida pretensão de hegemonia? Há esperanças de que se abracem, dispostos a uma convivência harmoniosa e justa, que desativem ressentimentos mútuos e descartem velhos projetos de esmagamento radical de seus adversários? Podemos esperar altruísmo de quem é visceralmente egoísta? Podemos esperar benevolência de quem só deseja invadir, tomar, tiranizar? Podemos esperar veracidade dos que têm tirado proveito (e que proveito!) da hipocrisia?

FAMÍLIA SEM PAZ — A falta de paz não é, infelizmente, exclusiva das relações internacionais. Com raras e benditas exceções, os lares já estão deixando de merecer tal nome, e vêm-se tornando campos de batalha. Os cônjuges se confrontam e se agridem, e somente de raro em raro redescobrem as delícias do amor-carinho, e curtem fugidios momentos de enlevo, que não passam de salvadoras tréguas. As tréguas fazem parte de todas as guerras. Os filhos se atritam com os "velhos". Os irmãos se desentendem entre si.

CONFLITO SOCIOPOLÍTICO-ECONÔMICO — No nível sociopolítico-econômico prevalecem — e todos, sofridamente, constatamos — as mais cruéis rivalidades, injustiças, agitações, crises, "concorrências" amorais à base de corrupção e violência. Greves, boicotes, perseguições, cartéis, globalizações, desemprego, protestos violentos. O tumulto é crônico. A insegurança, pandêmica. Nenhuma paz.

PAZ INTERIOR QUASE INVIÁVEL — Como alcançar e manter nossa paz individual se permanentemente padecemos o choque das muitas e simultâneas tempestades? Como termos paz, vivendo num mundo *des*? Des-entendimento. Des-avença. Des-harmonia. Des-vinculação. Des-cortesia. Des-humanidade. Des-pudor. Des-amor. Des-agregação. Des-truição.

Como curtir paz, mergulhados que estamos na onipresente batalha que, ininterrupta, se trava *intra* e *inter* nações, classes, ideologias, religiões, etnias? Como e onde a paz individual e interna? É possível a paz de que tanto carecemos? Como é a paz, esta desconhecida?

Para você e para mim, este é o grande problema. Não é?

O CONSUMO DE MEIOS E MÉTODOS DE PAZ — De que elementos dispomos para nos suprir de paz?

Esta busca já se faz clamor. Sentimos tanta necessidade

de paz, que a temos por valor maior, o maior em nossas vidas. Chegamos a admitir sacrificar tudo mais que nos interessa em troca de um pouco de paz. E é assim que saímos à cata de quem ou do que nos dê paz, nos alivie o conflito, nos salve da insegurança, nos proteja da ansiedade, da preocupação, da inquietude, do vazio, da frustração.

Compramos psicotrópicos ou horas no divã do analista. Recorremos a tudo quanto as técnicas especializadas nos anunciam como propiciação de paz. Batemos às portas de curandeiros, usamos rituais e magia. Pagamos caro por misteriosos *mantrans*, suspeitas *iniciações*, métodos controladores da mente. Tornamo-nos fanáticos seguidores do charlatão mais hábil, que se vista e pose de *guru*. Passamos a curtir o entorpecimento dos discos e cassetes de *relax*. O pior acontece, porém, com os imaturos que buscam a paz alienante das drogas: álcool, maconha, cocaína, LSD — e aquelas que, em casos extremos e emergenciais, os médicos se vêem forçados a receitar. Nunca houve uma civilização tão pródiga em tecnologias e terapias para gerar ondas alfas, para vender "consciência cósmica", para atender às pretensões alienadas dos que desejam poderes misteriosos, com os quais acreditam conseguir a paz.

Há inúmeros que supõem que a paz resultará da curtição dos maiores *prazeres*, do acúmulo dos maiores *poderes* e *riquezas*, da conquista de elevado *status* ou grande *fama*.

E tudo isto é uma desabalada e alienante fuga neurótica, excitante, passional, dissipadora, enlouquecedora, dramática, trágica, mas seguramente frustradora.

As multidões estupidificadas contam com uma parafernália de opções para suas fantasias, pois uma "sociedade de consumo", que se preze, não perde a chance de engendrar, anunciar e vender "soluções" aos milhões de compulsivos compradores.

A TECNOLOGIA DA PSEUDOPAZ — A tecnologia criou e oferece ao consumo: cigarros sofisticados; mansões luxuosas e elegantes ambientes; discotecas; cinemas; teatros; "som"; mil objetos de conforto, lazer e distração; prazeres de cama e mesa; beberagens nobres e refinadas, ou mesmo pobres e falsificadas, para uso dos consumidores de tudo quanto acredite oferecer aquilo que os mestres da Índia chamaram de *kama* (gozo, prazer). Toda esta corrida patética só pode gerar *encanto*. O *encantamento*, tecnologicamente produzido, está aumentando dia a dia a multidão normótica.

Quanto mais *encantado* alguém esteja, menos capaz é de sentir o peso da apreensão, a agudez dos espinhos, as durezas das provações, as agressões quase onipresentes, a agitação universal, a presença da ameaça, o horror do tédio, o esmagamento do vazio, a tortura do ócio, a insignificância de nosso efêmero e inexpressivo existir. Tal entorpecimento patológico, o homem *encantado* tem chamado paz! Paz que cessa. Paz transitória que resulta inevitavelmente em frustração, em *des-encanto*, em dissabor.

OS ENCANTOS DO MUNDO EXTERNO — Os produtos da tecnologia e as "terapias" hoje engendradas conseguem enganar somente os imaturos e os superficiais, que, ignorantes e volúveis, os compram como lenitivo e analgésico, como entorpecedora fuga. Os infelizes querem fugir de quê? Do encontro com o desafio. Do encontro consigo mesmo.

Querem fugir da responsabilidade e do preço mais elevado que as soluções consistentes e persistentes cobram. A fuga sempre acaba em desalento, pois todos os remédios externos ao homem são ilusórios, desde que dependem de o homem os *ter* e não do que o homem *é*. São *encantadores*. E o que é mais grave: com o tempo e o uso, se fazem indispensáveis, isto é, condicionam, geram dependência. Os usuários de recursos e métodos enganadores tornam-se, além de *encantados* (ou *enganados*), dependentes. A capacidade analgésica de tais "remédios" *encantadores* vai se reduzindo, à medida que o tempo passa. Para obter um efeito que se faz cada vez menor, a dose deve ser cada vez maior. As coisas caminham assim até a escravização e decadência do infeliz *dependente encantado.*

NECESSIDADE DO DES-ENCANTO — Aceito o risco de ser tido por profeta do desencanto. Tenho tentado, em livros e conferências, convidar pessoas para o *des-encanto.*

O encantado é um pobre entorpecido escravizado pelo encanto. Tenho tentado fazer de minhas palavras a charmosa "varinha-de-condão" que promova a libertação, pelo esclarecimento. A *des-ilusão* liberta o iludido. Gostaria de libertar todos do estado de ilusão. Gostaria de *des-enganar* todos os *enganados,* e acordar todos os modorrentos.

ANALGÉSICOS TECNOLÓGICOS — É aceitável o uso de analgésico, mas somente em casos graves e emergenciais — e assim mesmo com os devidos cuidados para evitar a *dependência* e a *intoxicação.* Refiro-me a todas as formas de analgesia. Desde as drogas farmacêuticas até outras formas que a tecnologia tem criado e que já mencionamos antes. Analgésico não cura. Na hora de maior sofrimento, distrai com um alívio. Vá lá! Mas enquanto distrai, destrói, se, imprudentemente, o tomamos como verdadeira e duradoura solução. Analgesia é engano, encanto, ilusão. Os homens se anestesiam durante fugidios momentos de prazer, de repouso e até mesmo de tranqüilidade. Mas isto não pode ser visto a não ser como uma parada da caravana em refrescante oásis. Apenas uma parada. O deserto continua com seu estimulante desafio. E temos de atravessá-lo.

TECNOLOGIA DO MUNDO INTERIOR — Outros remédios contra a grande enfermidade, que é o conflito, nos vêm sendo oferecidos através de milênios, por uma tecnologia que chamo interior, em oposição à exterior, pois nos propicia técnicas e recursos para nos possibilitar acesso aos tesouros de nossa realidade interna.

Por dependerem somente daquilo que já está em nós, as técnicas do mundo interior têm o poder de nos conduzir à auto-suficiência. Com elas podemos alcançar serenidade e harmonia, independentemente e mesmo a despeito de tudo que nos vem de fora. Tais soluções autógenas, se bem conduzidas, podem assegurar estabilidade interna, a despeito da instabilidade externa, segurança interna contra as agressões ambientais.

SOLUÇÃO AUTÓGENA — Minha experiência, lidando com milhares de casos, me tem permitido constatar que a "solução autógena", isto é, a solução gerada em nós mesmos, é a preferível, pelas seguintes características:

1. A tecnologia interior possibilita uma paz auto-suficiente. Tornamo-nos independentes em relação aos acontecimentos fora de nós. Fortalecemo-nos com a evidência de que o remédio, a solução, o recurso estão em nós; de nada dependem, a não ser do que há em nosso mundo interno, em nossa potencialidade;
2. Não intoxica, pois dispensa produtos químicos, eletrônicos e sociais;

3. Não custa dinheiro, pois não depende de *ter*, mas de *ser*. *Se competentemente conduzida*, não gera vinculação a um profissional ou a um "guru-parasita".
4. É incomparavelmente mais eficaz do que a pseudosolução exógena, pois enquanto esta é feita à base de elementos *materiais* tecnologicamente engendrados, aquela se faz com elementos (se assim podemos chamar) sutis, os quais, quanto mais sutis, mais potentes. Por exemplo: a paz mental, produzida por meditação, é muito mais profunda, permanente, fecunda e real do que a "tranqüilização" produzida por medicação ataráxica, fabricada por um laboratório qualquer;
5. A pacificação autógena é produto de um avanço evolutivo, de um *crescer* em Espírito, enquanto a "tranqüilização" heterógena resulta de um recuo, de uma abdicação, de uma redução, de uma regressão, de uma queda de consciência e de valor humano.

ADVERTÊNCIA NECESSÁRIA — Acima insisti sobre "se competentemente conduzida" porque, se mal conduzida, se aplicada por um "profissional" incompetente ou por um falso "guru", desses tão abundantes hoje, todas as boas características da solução autógena ou se perdem ou se pervertem. Em vez de solução poderá se tornar uma regressão à condição de analgésico. Em vez de descondicionar, condiciona, e, assim, não passará de mais um grande embuste.

MÉTODOS GERAIS — Podemos alcançar a paz por três vias ou métodos:

1. Pelo que temos ou que adquirimos do mundo fora de nós;
2. Pelo que podemos *fazer* em nós mesmos;
3. Pelo que realmente *somos*.

A PAZ DO TER — Esta depende, como vimos, de remédio material ou de auxílio-presença de um agente (terapeuta ou "guru"), que propiciem segurança psicológica, conforto, consolo, prazer, entorpecimento. Tudo isto é comprável do mundo externo a nós.

A PAZ DO FAZER — A paz que resulta de *fazer* em nós mesmos — relaxar, meditar, posturas yóguicas, *do-in, pranayamas, mind-control*, biodança — é mais segura, mais duradoura, e mais válida por sua característica de auto-suficiência. Mas tais boas características se perdem se dependemos de um agente externo que nos apóie, conduza, maneje e condicione. Se um *relax* for auto-aplicado, é também auto-suficiente. Se depender de ambiente condicionante, de um instrutor que fique falando com voz hipnotizante, não liberta, não dura. Serve apenas como analgésico.

A PAZ DO SER — É aquela que substitui o conflito pela harmonia, a cisão pela integração, a dependência pela liberdade, a indigência pela plenitude, a sensualidade pelo amor, a debilidade pelo poder, a vacilação pela firmeza, a ansiedade pelo contentamento, a luta pela paz, e assim o faz por resultar de uma verdadeira transformação evolutiva, de uma válida ascese, que nos abre para a Verdade de nós mesmos (a Verdade do Ser, *Sat*), extinguindo assim a causa única suprema de todos os perturbadores apegos, estressantes aversões e todas as formas de fobias e angústias. E tal causa é o ego pessoal.

O EGO IMPEDE A PAZ — A causa única de toda guerra interior, da qual a exterior é mera expressão e fruto, é o ego, este impostor tirânico, que luta, e assim impede que o Ser (Deus, se assim quiser) exerça seu Reino em nós e fora de nós. E tal Reino é a própria e verdadeira Paz, aquela que o Cristo mencionou ao dizer: "Deixo-vos a Paz. A minha paz vos dou." E, para bem a diferençar da paz procurada nos artifícios e artefatos do mundo externo, conclui: "Não é como o mundo a dá..." E, indicando o método para se chegar a Ser, adianta: "Não se turbe o vosso coração nem desfaleça" (Jo 14:27). Esta é outra forma de resumir o método verdadeiro, que Davi já formulara ao dizer: "Fica tranqüilo e *sabe* que Eu Sou Deus" (Sl 46:10).

A PAZ QUE TRANSCENDE A COMPREENSÃO — A Paz do Eterno Ser é, na linguagem de São Paulo, aquela que transcende a humana compreensão. É aquela em que vivemos, em que nos movemos e temos nosso Ser. Não é a paz que o mundo dá.

A TECNOLOGIA DA PAZ — A Raja Yoga, na codificação de Patanjali, é a tecnologia do mundo interno, que nos pode propiciar a Paz Verdadeira. É algo que, em nós, devemos *fazer*, a fim de que possamos chegar a *Ser*. Seus componentes bem o dizem.

1. *Yamas* e *Niyamas* (constituem a ética do Yoga) são fatores iniciais e indispensáveis para o êxito da caminhada ascética, são controles e preceitos éticos. É bom que a tecnologia comece com o cultivo de uma alta moral, que visa à desativação do ego. É talvez a única técnica que necessariamente se condiciona, desde o início, à ética. Nosso mundo está sendo desagregado exatamente porque a técnica vem sendo absoluta e não cede chance à ética.

Yamas, cinco abstenções que criam paz em nosso relacionamento humano. São elas:

a. *Ahimsa* ou não-violência, ou melhor, benevolência-beneficência, que nos faz viver em paz com os próprios violentos. *Não agrida! Ame!*
b. *Satya* é a veracidade, que evita haja pessoas ressentidas conosco, graças a termos sempre lhes dito a verdade, graças a nunca as termos enganado. *Não minta! Não iluda!*
c. *Asteya* contribui para nossa paz, desde que, evitando apropriar-nos do que aos outros pertence, ninguém nos odiará por se sentir despojado. *Não furte!*
d. *Brahmacharya* nos pacifica em nossos relacionamentos sexuais. *Não perverta o sexo*! Não explore sexualmente o outro.
e. *Aparigraha*, consistindo em não cobiçar, assegura-nos convivência pacífica, pois os outros não se sentem ameaçados por nossa ambição. *Não cobice!*

Os *niyamas* conferem-nos paz conosco mesmo. São cinco preceitos:

a. *Saucha* é o cultivo da *pureza* sob todos seus aspectos. Garante-nos contra todos os conflitos ou atritos que toda impureza pode gerar. *Purifique-se!*
b. *Santocha*, o *contentamento*, é um outro nome da paz. É impossível a um descontente ter paz. *Contente-se*!
c. *Tapas*, resistência moral, psíquica e física contra sofrimentos, golpes, adversidades, fraquezas e fadigas. É a paz que resulta da invencibilidade sutil e viril. *Suporte! Resista! Vença!*

d. *Svadyaya*, sendo a *busca do Ser*, significa também a busca da Paz, aquela que só o Cristo (*Atma*) pode dar. *Realize a Sabedoria!*
e. *Ishvarapranidana*, que significa render-nos e entregar-nos, devotar-nos a Deus; confiar em Sua Graça, nos conduz a contar com Seus Poderes, com Suas Harmonias, e com Sua Paz. *Submeta-se ao Deus-Paz!*

2. *Âsana* ou postura para meditar, equivale a cultivar paz no nível anátomo-fisiopsicológico.
3. *Pranayama* é a paz profunda e vital, no nível da bioenergia.
4. *Pratyahara* é paz no nível das sensações e da sensibilidade.
5. As três etapas ou componentes últimos do sistema — *dhârana, dhyana* e *samadhi* — propiciam a culminação da Paz humana, que então se abre gloriosa e gozosamente para a Verdadeira Paz do Ser.

A PAZ QUE NÃO CESSA — A "paz que o mundo dá"[1] é alcançável pelo *ter* e pelo *fazer*. A "paz do Cristo" (*shalon, shanti*) não está ao alcance da técnica externa,[2] mas sim da interna, que se inicia pela plenificação ética. Nós a atingimos quando optamos pelo "fio da navalha", pelo "caminho estreito", pelo "caminho óctuplo"; quando conseguimos nos renovar ou mesmo renascer em pensamentos, convicções, aspirações, palavras e atos. E isto só é possível com a desativação do egoísmo. Só poderá a Paz acontecer quando, com abnegação e firmeza no rumo da grande Meta, assumirmos os valores que o mundo rechaça como negativos, e simultaneamente rechaçarmos os valores falsos, que o mundo tem escolhido. A paz está para quem perdoa, se humilda,[3] se resigna, se abnega, ora-e-vigia, ama-e-serve.

É preciso desmistificar o grande embuste "se queres a paz, prepara-te para a guerra". Nossa proposta é "se queres a paz, prepara-te para a Paz"!

No último dia, todos nós conferencistas nos reunimos para discutir sobre a redação das conclusões. Minha participação foi lacônica. Propus duas coisas:

1. A mudança do "se queres a paz, prepara-te para a guerra", que tanto dano tem feito, pois só tem gerado mais guerra, substituindo por "se queres a Paz, prepara-te para a Paz".
2. Por todos os modos tentemos evitar que a *bomba* venha, mas se nos for impossível, e ela vier, pelo menos que nos encontre em paz.

---

[1]Assim é que Santa Teresa d'Ávila conceitua a paz que o mundo dá: "Dios os libre de muchas maneras de la paz que tienem los mundanos; nunca Dios la dese provar, que es para la guerra perpetua..." (*Meditaciones Sobre los Cantares*, Obras Completas, pág. 337; Biblioteca de Autores Cristianos, Madri.)

[2]A paz do *samadhi*, São João da Cruz assim a descreve: "... la noche sosegada en par de los levantes del aurora; la musica callada; la soledad sonora; la cena que recrea y enamora (*Canciones entre el Alma e el Eposo* — Canción 14y15; Obras Completas; Editorial de Espiritualidad; Madri). É o amor-devoção (*mumukshtva*) a Deus que motiva para a busca. É o que expressa a alma de São João da Cruz, enamorada de Deus: "Aonde te escondiste, *Amado*, y me dejaste con gemido?" (*Opus cit.* Canción 1). A alma chora a ausência, e começa a grande busca: "... ire por montes y riberas; ni congeré las flores, ni temeré las fieras, y passaré por fuertes y fronteras..." (*Opus cit*: Canto 3)

[3]*Humildação* não se confunde com humilhação. Humildamo-nos na medida em que reduzimos ou destronamos o *eu pessoal*. A humilhação degrada a Alma. A humildação A glorifica.

Os Militares e "Ahimsa"

Sendo eu um militar (coronel reformado do Exército), professor e escritor sobre assuntos espirituais, o YOGACEM, da Índia, me convidou para fazer uma conferência no *Ahimsa Seminar* (20 a 23 de outubro de 1983), a se reunir em Nova Delhi. Foi-me um desafio.

Geralmente se acredita numa incompatibilidade entre militar e a não-violência, como se fosse assim: "militar sem violência não é militar"; "militar tem que travar batalha e matar, portanto..."

Acreditando que também os militares, embora profissionais da guerra, possam aceitar o "convite à não-violência", na conferência que escrevi, tento desfazer a aparente incompatibilidade. É o que você vai ler agora.

FORÇAS ARMADAS — Pacifistas extremados, supondo uma irredutível incompatibilidade entre a função militar e a não-violência, defendem que seria necessário acabar com as forças armadas para que se pudesse alcançar o ideal *ahimsa*.

Não vemos tal incompatibilidade nem a possibilidade de

as nações virem, pelo menos nos dias atuais, a dispensar o papel social desempenhado pelas forças armadas. Assim como um organismo não pode dispensar seus leucócitos e sem eles continuar sobrevivendo, as nações ou Estados também não sobreviveriam à agressão predatória de outras nações ou Estados ambiciosos, expansionistas, imperialistas, tão logo extinguissem seus exércitos. Como a função defensiva — a imunização — poderia vir a ser dispensada sem riscos para a sociedade? Os militares, *infelizmente*, ainda são indispensáveis. As forças armadas são o sistema imunológico de um povo.

DIVISÃO DO TRABALHO E ADEQUAÇÃO FUNCIONAL — Dois princípios, entre outros, estruturam e presidem um sistema social: o da *divisão do trabalho* e o da *adequação funcional*. Uma sociedade não pode deixar de ter intelectuais, artistas, filósofos, mentores, educadores, comunicadores, bem como governantes e combatentes, além daqueles que se dedicam a produzir e manipular a riqueza, como também os humildes executantes de serviços básicos, mais singelos, isto é, os serviçais, os operários. A eficiência social depende de que cada indivíduo desempenhe aquela função para a qual é mais adequado. Os militares são indispensáveis pelo que executam, dentro da divisão do trabalho, e há indivíduos para os quais ser militar é a mais adequada função.

LEIS DO MANU — O mais antigo dos códigos de ética que Deus designou para a humanidade — *Dharma Shastra* ou *Lei do Manu* —, embora multimilenar, continua atual em seus princípios gerais. A moderna psicotécnica, fundamentando-se em pesquisas científicas, ajuda a sociedade de hoje a selecionar, orientar e treinar indivíduos visando a adequá-los às diferentes funções sociais, tanto que se consiga "the right man" para "the right place". Esta é a forma atual de cumprir o que Manu, o Legislador, há milênios propunha.

Toda sociedade, segundo a Lei do Manu, apresenta-se estruturada com quatro *varna*, palavra que tem sido imprecisamente traduzida por *casta* e desastrosamente interpretada. Os *varna*, como Manu as concebeu, levando em conta a natureza biopsíquica espiritual dos indivíduos, se se mantivessem no exato cumprimento de suas funções específicas, assegurariam justiça e paz sociais e felicidade individual. Mas erroneamente interpretadas e desajustadas no que lhes caberia fazer, têm gerado abuso, injustiça e violência.

AS CASTAS — As castas, segundo Manu, são: *brahamanes* (filósofos, sacerdotes, instrutores, mentores), *kshatriyas* (governantes e guerreiros), *vaishyas* (agricultores, industriais, comerciantes), *shudras* (operários, serviçais). Cada uma tem um afazer, um papel social específico, típico, isto é, seu *dharma* próprio.[1]

O desnível social e a injustiça não resultam desta divisão. Ela não é elitista e arbitrária. Todas os *varna* são igualmente importantes para a vida social. "O livro, a espada, a bolsa e o arado são todos indispensáveis. O livro, para guiar a espada; a espada, para guardar a bolsa; a bolsa, para financiar o arado; o arado, para alimentar os detentores de todos os qua-

[1]*Dharma* se traduz por virtude, ética, lei, dever e também por apoio, sustentáculo, manutenção. Pode-se dizer que o indivíduo ou o grupo que cumprir o que lhe é próprio fazer, o que a Natureza dele espera ou o programou para cumprir, será mantido, sustentado, apoiado pela própria Natureza. Se, ao contrário, violar seu *dharma*, isto é, viver em *adharma* (*a*, negação) ou em pecado, padecerá e a Natureza lhe será adversa. "O salário do pecado é a morte", disse São Paulo.

tro."[2] A injustiça e o sofrimento, a desarmonia e a violência não estão nesta estruturação natural, mas resultam precisamente de *adharma*, isto é, da inobservância ou desrespeito ao *dharma*. O sofrimento social e individual são gerados pelos indivíduos quando se conduzem contra o que deles a sociedade e a natureza esperam (*dharma*), e se conduzem em desajuste com sua própria natureza pessoal.

O DEVER MILITAR — Os *kshatriyas* — governantes e guerreiros — têm por missão a garantia das fronteiras contra as agressões externas e a manutenção da ordem contra as perturbações internas. O *kshatriya* canaliza toda a energia e o vigor de seu caráter para fins inegoísticos e (sente) que tudo o que possui, inclusive a própria vida, deve atender ao apelo do dever. Suas virtudes são: generosidade, vigor, coragem, força, liderança, autocontrole.[3] Dele se espera "proteção ao povo, doações, sacrifícios, estudo... Combater é seu *dharma*, isto é, sua virtude. Covardia, mesquinhez, infirmeza, deserção lhe são *adharma* (seu vício, seu pecado)".

O Verbo Encarnado (Sri Krishna), como um hábil e eficiente psicopedagogo, desmascarando uma "racionalização"[4] de um *kshatriya*, que se negava a combater contra opressores, pretextando compaixão e *ahimsa*, diz-lhe com veemência: "... considerando o teu *dharma*, não deves vacilar, porque nada há mais elevado para um *kshatriya* que uma guerra justa".[5] E, mais

[2]Das, Bhagavan; *The Science of Social Organization*; Theosophical Publish House, Madras.
[3]*Sanatana Dharma*; Advanced Book; Theosophical Society; Madras.
[4]*Racionalização* é um truque da mente quando engendra justificativas capciosas para um comportamento que, embora contra-indicado, o *ego* não tem forças para evitar.
[5]B. Gita II, 31.

adiante: "... se não quiserdes combater nesta guerra justa, contrariando o teu próprio *dharma*, incorres em pecado".[6]

Respondendo à pergunta de um guerreiro, o compassivo Buddha disse: "... O Tathagata não ensinou que aqueles que vão à guerra em justa causa, após esgotar todos os meios de preservar a paz, sejam julgados culpados."[7]

O DEVER POLICIAL — A ordem interna tem de ser defendida contra a ação criminosa. É dever dos *kshatriyas* reprimir e punir o contraventor com rigor e energia, embora sem violência.

"O oposto do amor é o ódio e não a força (*virya*). Há ocasião em que o amor faz uso da força para evitar o mal e proteger o bem."[8]

O próprio Manu, para quem a mais alta forma de religião é *ahimsa*, chegou a dizer: "Pode-se matar, sem vacilação, um assassino assaltante..."[9] É, no entanto, necessário que a autoridade não confunda *himsa* (ódio, violência, crueldade) com *danda* (castigo, penalidade). O controle do crime deve ser com *danda*, mas acompanhado de *ahimsa*.

HEROÍSMO — Muitas vezes a mansidão e o pacifismo são disfarces para a covardia ou para a incapacidade de lutar. Isto nada tem a ver com *ahimsa*, embora possa parecer. Só é capaz para *ahimsa* aquele que é capaz para *himsa*, mas evita agredir, ferir, machucar. Uma das virtudes fundamentais da personalidade militar é, segundo o hinduísmo, *virya*, ou seja,

---

[6]B. Gita II, 38.
[7]Cit. By Radhakrishna; *Religion and Society*, George and Unwin, Londres.
[8]*Virya*, palavra sânscrita que gerou em nosso idioma virilidade, virtude. Significa força, poder, energia, *Vira* significa herói.
[9]Radhakrishna (Opus cit.).

força, firmeza, valentia, combatividade. Um homem carente de *virya* é incapaz para a missão militar. Todo bom militar tem de ser um *vira*, um bravo, um herói, exatamente o oposto do covarde, do fraco. Somente os *vira* são capazes para *ahimsa*. A mansidão de um herói é uma das coisas mais grandiosas que a humanidade pode apreciar.

Vardhamana era um jovem príncipe, portanto um *kshatriya*. Na meninice e na adolescência, assombrou os de sua idade dominando cobras najas, detendo elefantes desembestados. A certa altura, despediu-se da corte, de seus bonitos cabelos e das roupas, e se faz monge itinerante, em busca da Verdade. Nessa condição de renunciante, foi muitas vezes agredido, maltratado, mas se manteve em *ahimsa* perfeito. Hoje é conhecido como Mahavira (*Maha*, grande; *Vira*, herói). Ele é reverenciado como um dos *tirtankaras* (homem perfeito) dos *jainas* (seguidores do Jainismo), aqueles que fazem de *ahimsa* a virtude essencial.

Krishna, Buddha, Rama, Mahavira, todos foram *kshatriyas*, e embora infinitamente dotados de *virya*, só exemplificaram o Amor, a Mansidão, a Brandura, a Mansuetude.

Jesus não era um *kshatriya*: foi como que um *brahmane* (rabino), no entanto foi um excelso *vira*, um herói divino. Tendo todo poder (*virya*) de fulminar todos os seus perseguidores, deixou-se imolar como "o Cordeiro", e até os últimos instantes perdoou seus algozes.

Tendo de invadir territórios índios e comandando seus soldados, o Coronel Cândido Rondon, estendendo fios telegráficos para unir o Brasil, embora atacado por emboscadas feitas pelos primitivos donos da terra, comandava a seus soldados: "Morrer se preciso. Matar, nunca."

GUERRA SANTA — A serviço de causa justa, o militar tem de travar a batalha, mas, mesmo assim, deve conduzir-se com *ahimsa*, sem ódio, sem ira, sem crueldade.

Guru Gobind Singh, líder dos *sikhis*, convocava para a *dharma yudha* (guerra santa) com o brado *Sat-Sri-Akal* (Deus é a verdade).

Mahoma comandou o *jihad*, a "guerra santa".[10]

Quando uma guerra é santa ou justa?

É difícil definir. É analisando o fim e os meios da guerra que podemos tentar definir sua santidade, sua justiça.

Será justa a guerra de conquista, de rapina, de esmagamento de nações mais fracas? Um líder ambicionando haveres, poderes e prazeres, movido de apegos e aversões não tem o direito de supor que sua guerra seja santa.

GUERRA INJUSTA — Os chefes *Pandavas* e *Kauravas* encontram-se na "terra-de-ninguém" entre seus exércitos, a fim de confirmar as regras da guerra que iriam travar:

a) quem estiver numa carruagem só pode atacar outro que estiver numa carruagem;
b) quem estiver sobre um elefante só combaterá outro em iguais condições;
c) aquele que tiver perdido armas e armaduras não deverá ser atacado.

Como tudo isto soa estranho ao militarismo monstruoso de hoje, com seus ataques de extermínio indiscriminado, com

[10] Vide páginas 160, 161 e 185.

suas ogivas e megatons, com seus inescrupulosos mercenários e impiedosos terroristas, com seus tétricos depósitos de gases e germes letais!

A guerra, injusta e suja, é feita não por militares (*kshatriyas*), mas principalmente por *vaishyas* (comerciantes) em *adharma*, isto é, violando seu próprio *dharma*. São os detentores do poder econômico, que, manipulando desumanas e descomunais forças e recursos, empobrecem, exploram, massificam e exterminam populações. Esta é a maior causa da violência em todo o mundo. Quando os militares entram nesta guerra é que são manipulados: já não são *vira* (heróis), mas simples instrumentos de crueldade, manobrados pelos donos do poder econômico e político.

A trágica "corrida armamentista" é um sintoma alarmante da grande doença que tomou conta da humanidade. Enquanto vampiriza recursos que deveriam ser destinados à justiça social, acumula descomunal poder apocalíptico, ameaçando arrasar tudo quanto, no planeta, é forma de vida.

MILITARISMO — Carente de leucócitos, um corpo adoece e morre. Entretanto, morrerá mais rapidamente ainda se os leucócitos forem superabundantes, isto é, se ocorrer uma leucemia. Os militares são tão úteis quanto os leucócitos. O militarismo, no entanto, é tão letal quanto uma leucemia.

CONVITE AOS MILITARES — O "Convite à Não-Violência" é dirigido a todos que desejam e amam a paz. Mas, que paz? O apóstolo de *ahimsa* — Mahatma Gandhi — esclareceu: "Creio na paz. Mas não a quero a qualquer preço. Recuso a paz que se sente na tumba. Minha não-violência não me permite fugir diante do perigo e deixar sem protecão os seres que amo."[11]

O convite será aceito por todos os detentores do poder político e militar, isto é, os *kshatriyas* que sejam verdadeiros *viras*. É uma convocação a todos que desejam um mundo mais justo para si, para os seus, mas primordialmente para todos.

É uma advertência, tentando esclarecer os expansionistas que toda pretensão à hegemonia é satânica e deve ser abandonada.

É um convite a que vejam que se a mão direita ferir a esquerda, ou vice-versa, quem sofre é um só — o dono das duas, o corpo.

É baseado na esperança de que os homens venham a descobrir que não são ilhas de um arquipélago, a humanidade, mas são uns o prolongamento dos outros, como as ilhas que são unificadas pela plataforma marítima que as sustenta. A violência que praticamos contra o outro se volta contra nós porque, na realidade, Somos Um.

O "convite à não-violência" sugere que se renuncie à covardia da agressão (*himsa*) e não ao amor e à coragem que rechaçam a injustiça e a opressão.

O "convite" não é para desguarnecer as fronteiras e largar a sociedade aos contraventores, mas, ao contrário, é um "convite" a que os militares, com *ahimsa* e *virya*, cumprindo seus nobres e santos deveres, defendam a justiça, a harmonia, a segurança, o bem comum, e se tornem *vira*.

---

[11]Gandhi (cit. by Thomas Merton; *Gandhi e a não-violência*; Vozes, Petrópolis).

"Ahimsa" e a Guerra

A direção do *Ahimsa Seminar*, não se contentando com apenas minha conferência, solicitou que também concebesse uma "dramatização", pois didaticamente esta é muito mais eficiente do que o simples discurso de um orador.

Embora totalmente inexperiente, pois nunca fiz nem li coisa assim, mas não podendo negar-me a contribuir, tentei fazer o que pudesse. Pedindo desculpas aos *experts* em teatro, ousei escrever o que se segue.

Cenário — Uma sala familiar, com uma estante de livros, iluminada por um abajur. A luz está batendo sobre a mesa, onde o pai escreve, e sobre o jornal que o filho está lendo, reclinado relaxadamente numa poltrona. Com gestos nervosos, dando tapas no jornal, o rapaz joga-o no assoalho. Agitadamente passa as páginas de um segundo jornal, como que procurando a confirmação ou desmentido da notícia desagradável que lera no primeiro. Pára numa página e lê algo. Mais excitado e mesmo irado, atira violentamente o segundo. Vociferando:

(filho) Essa não! Logo agora! Essa não!...

O pai pára de escrever e se volta para o filho:

(pai) Essa não o quê? Que é isso? Logo agora, o quê?... Que está havendo?

(filho) O que há é que vou ter de me apresentar ao Exército para servir. Apontando com raiva para os jornais no tapete: (filho) Está aí a chamada! Essa não! Droga! Logo agora que aprendi sobre *ahimsa*... Sabe o que é *ahimsa*? É a filosofia de Gandhi. Logo agora que decidi praticar *ahimsa*, vem essa porcaria me chamar para o Exército. Para quê? Para ir pra guerra matar, ferir, ser violento!... Deu pra entender? — gritando furioso — Inferno! Não vou para o Exército de jeito nenhum! Danem-se! Que ódio!...

Gestos calmos, voz tranqüila, o pai põe a mão apaziguadora no ombro do filho:

(pai) Calma, filho. Eu também já andei estudando *ahimsa*, e sei mais ou menos o que é. Você deve se aperceber! Você, agora mesmo, está numa crise de violência tremenda. Não percebe? *A-himsa* quer dizer *a* (não) *himsa* (violência). Observe-se. Compreenda. Comece a praticar agora. Relaxe. Acalme-se. Vamos, pratique *ahimsa* agora. Comece agora mesmo. Tranqüilize-se e conversemos.

Moderando os gestos, o jovem se abaixa e arruma os jornais, pondo-os sobre a mesa. Recuperado da crise de ira.

(filho) Pai, você está certo. Mas não é pra gente perder a cabeça? Eu acho *ahimsa* uma coisa linda e estou disposto a praticar. É o único jeito de salvar esse mundo louco. E vem agora essa de me apresentar ao Exército. Você vai me desculpar. Você já pertenceu ao Exército e não quero ofender (e nisto estou praticando *ahimsa*) mas esse negócio de Exército deve acabar. Tem de acabar Marinha, Força Aérea, corrida armamentista. O dinheiro tem de ser empregado para escolas, hospitais, obras sociais, para combater a miséria do povo de todo o mundo. Levantando a mão faz o gesto de *paz e amor* e pronuncia enfaticamente: — Paz e Amor — disso é que precisamos. É ou não é?

Calmo e sorridente, o pai responde com gesto igual:

(pai) Sim, paz e amor, concordo, filho. Mas não podemos esquecer que vivemos num mundo ainda violento e injusto, no qual nações guerreiras estão treinando soldados e se armando para invadir territórios e esmagar populações; vivemos num mundo no qual ladrões disfarçados ou declarados, através da corrupção ou abertamente assaltando, estão matando gente de fome ou de bala. Gente egoísta e cruel está sempre ativa, tomando o que pertence a outros. Estamos num mundo de terrorismo, de corrupção, de banditismo. É violência termos Forças Armadas, equipadas e treinadas, mantendo o inimigo fora das fronteiras? É violência termos uma polícia a enfrentar bandidos e a matá-los, se preciso for, para que nossas casas e nossas famílias não sejam violadas?

Os dois ficam em silêncio, como que meditando em busca de uma resposta. O pai rompe o silêncio:

(pai) É violência, sim. Mas pode ser evitada? Se evitarmos esta violência não cometeremos uma outra muito maior, pois assim favoreceríamos a ação destruidora dos perversos? Que diria você de um cirurgião que, desejando evitar uma cirurgia de emergência e indispensável ao paciente, por julgá-la uma violência, deixasse-o morrer?

A pergunta ficou no ar e o silêncio novamente se fez. Desta vez foi o jovem que o interrompeu, para desafiar o pai, provocando:

(filho) Mas dentro de uma batalha, qualquer um tem de ser violento. Ou vai dizer que não? Posso até chegar a achar que o Exército não seja coisa muito violenta, mas se eu estiver numa batalha, não posso deixar de praticar violência. É ou não é?

(pai) Este é um aspecto muito curioso que temos de analisar juntos. Sua experiência com artes marciais japonesas pode nos ajudar. Qual é o adversário mais fácil de vencer numa luta: um cheio de violência, tenso, em seu ímpeto irado, ou um calmo, sereno e lucidamente brando?

(filho) É claro que é o primeiro. Quanto mais violento, mais raivoso me atacar, mais facilmente o domino. Quanto mais calmo e relaxado eu ficar, melhor para mim. A gente tem de não esquentar a cabeça. Se a gente se enraivece, prejudica os reflexos, perturba a energia e não admira que o adversário tranqüilo nos vença.

(pai) Muito bem. Se trocarmos somente as palavras, podemos dizer que aquele que ataca com *himsa* é mais facilmente vencido. Aquele que luta com *ahimsa* mais facilmente vence. Mas isso não vale somente para o aikidô, judô, caratê... Vale para todo tipo de luta. Seja na luta de um jovem para conquistar um lugar na sociedade, seja na luta para libertar-se de um vício como o de fumar, seja na luta de boxe. Seja para vencer uma crise de insônia, asma, hipertensão... E por que não numa guerra? Também na guerra, *ahimsa* é elemento de vitória.

(filho) Mas quem é que pode, dentro da carnificina de uma batalha, com risco de vida, dentro da confusão e da violência, se manter calmo, com *ahimsa*?

(pai) Quem não tiver medo! É o medo que torna um combatente violento. Se não faz dele um violento, imobiliza-o. Sob pavor, um combatente ou se transforma numa fera e até chega a parecer valente, ou trata de fugir e se revela covarde e boboca, molenga, paradão...

(filho) Mas... quem é que não tem medo, numa batalha?

(pai) Esta pergunta vamos tentar responder depois. Antes eu gostaria de informar que os militares só eventualmente vão para uma guerra. Quase toda ou toda a vida militar é de treinamento e prestação de serviços benéficos à sociedade. Isto é verdadeiro, principalmente, nos países pouco desenvolvidos, onde os gastos militares representam um esforço tremendo, que seria um crime não fossem aproveitados em atividades úteis ao país. Seria um absurdo que os militares, destinados somente à guerra, no tempo de paz, ficassem inativos, inúteis, estagnados, parasitando.

(filho) Entendo. Os jornais falam disso algumas vezes.

(pai) Não sei se você sabe que o imenso território brasileiro foi unido por linhas telegráficas estendidas através de selvas e territórios de índios aguerridos — com quantos sacrifícios! — por tropas do Exército, comandadas pelo então Coronel Cândido Mariano Rondon. Ele nunca respondeu aos ataques dos índios, e ensinava o mais perfeito *ahimsa* a seus comandados. A ordem era: "Morrer se preciso for. Matar, nunca." É possível mais *ahimsa*? Os índios atacavam com *himsa*, na defesa de suas terras, que estavam sendo invadidas. Rondon respondia com *ahimsa*. Por quê? Porque era um homem sem medo. Sereno. O Brasil também foi unificado pelo chamado Correio Aéreo Nacional, formado por jovens aviadores da Força Aérea, que se arriscavam em longas viagens sobre áreas imensas, desertas, pilotando pequenos e precários aviões pioneiros. A Marinha de Guerra do Brasil não tem precisado fazer guerra. Ao invés, vem se empenhando em pesquisas oceanográficas, tem dado assistência às populações ribeirinhas dos grandes rios, vivendo em povoados pobres e sem recursos.

(filho) É... Estou entendendo. Só não entendo é como a gente, dentro de uma batalha, não se enraivece e pode não ter medo. Dá pra explicar?

(pai) Posso tentar explicar porque Rondon, mesmo sob ameaça de morte, se manteve sereno, nobre, sem medo e sem rancor. Posso tentar explicar porque o Mahatma Gandhi, que foi tão violentamente agredido, humilhado, ameaçado e ainda assim, jamais se enraiveceu, jamais se deixou tomar pelo medo. Posso tentar explicar porque Jesus Cristo, padecendo todas as formas de humilhação e tortura, vítima de ignorantes e violentos, pregado numa cruz entre dois ladrões, em seus últimos momentos, revelando amor por seus algozes, ainda orou: "Pai, perdoa-os, pois não sabem o que fazem."

No semblante, na postura, nos poucos e calmos gestos, o adolescente demonstra concordância e expectação, desejo de aprender mais sobre *ahimsa*. Após curto silêncio, o pai volta a explicar:

(pai) Poderia resumir dizendo que todos eles tinham uma "guerra santa", uma "guerra justa", um dever ou um papel a cumprir; e uma filosofia profunda.

(filho) Tou gostando! Explique melhor.

O pai vai à estante, retira um livro, e mostra-o ao filho.

(pai) Ninguém pode saber sobre *ahimsa* o bastante, se não meditar sobre este livro, sem lhe assimilar os ensinos. Este livro é exatamente a explicação que você me pede. Descreve o Supremo Senhor (Krishna) salvando um guerreiro de seu pavor paralisante, diante de uma "guerra justa", na qual deveria se engajar, mas se recusava, sob a alegação de *ahimsa* (falso *ahimsa*). Leia a Bhagavad Gita. Medite. Assimile. Depois voltaremos a conversar.

O filho recebe o livro. Com o maior interesse e devoção começa a folhear. O pai observa-o em silêncio. Apagam-se as luzes e a única iluminação é sobre o jovem lendo a Gita. Pano.

A Grande Paz vem do Irã

O ESPÍRITO VIVIFICA — Acredito que se os religiosos — muçulmanos, judeus, cristãos, hinduístas... — penetrarem "em espírito e verdade" nas escrituras legadas por seus mensageiros e instrutores, verão que a "guerra santa" não é uma a ser travada contra o outro, para forçá-lo à "conversão", mas uma batalha interna, no íntimo universo da alma. É uma guerra contra o adversário de cada um e de todos, aquele que o Cristianismo tem chamado de Diabo, que etimologicamente significa "aquele que separa, divide, afasta..."

Sem ser maometano, presto minha homenagem ao profeta Maomé quando me recuso a acreditar que não tenha dado, em seu Corão, uma lição de harmonia, caridade e amor. Radhir, um *muslim* (muçulmano na Índia), dirigindo o táxi, em Srinagar (Kashimir), em conversa comigo, revelou-me dimensões de amor universal em sua religiosidade. Disse-me ele: "O problema do outro é nosso problema"; "nossa família é a humanidade". Abençoado Islã, se todos seus religiosos pensassem assim.

CONVERSÃO — Conversão imposta pela espada — que estupidez!

Conversão é uma radical mudança na vida mental; é a mudança que os gregos chamavam *metanóia*. Ninguém se converte *a*, mas se converte *em* alguma coisa. Um descrente se converte em crente, um libertino em asceta, um ignorante em sábio, um mentiroso em veraz, um doente em sadio... *Metanóia* é a transformação profunda e eficaz nas crenças, nos valores, nos hábitos, nas idéias, desejos, interesses, finalmente na estrutura e nas funções da mente (alma). Quando João Batista convocava ("arrependei-vos") para a *metanóia*, procurava promover um autodespertar, um conscientizar-se que transmutasse as mentes alienadas dos indivíduos "normais" de seu tempo. Nenhuma conversão pode ser válida se não resulta de uma introspecção, de um decisivo *insight*, de uma constatação vivenciada e profunda, o que nenhuma espada pode promover. A não ser a espada da sabedoria-amor.

Tenho pouca esperança, a esta altura, que líderes odientos venham a ler esta página e muito menos promover a conversão deles ao bom senso, à saúde mental.

O BAHÁ'ÍS — Mas, voltemos ao título deste capítulo — "A Grande Paz Vem do Irã". Não existe hoje somente a ira dos violentos e ignorantes, mas a mensagem de verdadeira e luminosa paz, como a dos Bahá'ís que reivindicam o reino do amor, baseados na mensagem de seus fundadores.

"É para esta meta — a meta de uma Nova Ordem Mundial, divina em origem, de âmbito irrestrito, eqüitativa em seus princípios, e de características desafiadoras — que a humanidade atribulada deve dirigir seus esforços" — é a recomendação inicial do pequeno livro *Chamado às Nações*, de Shoghi Effendi, editado pela Editora Bahá'í do Brasil (RJ).

Em sua Introdução, pode-se aprender sobre como veio ao mundo a divina mensagem por seus profetas fundadores: O Báb, um jovem de Xiraz, de nome Mírzá'Ali-Muhammad, que aos vinte e cinco anos, em 1844, se manifestou arauto de um ser ainda maior, cuja missão seria implantar uma nova era de paz e justiça na terra. De Bahá'u'lláh (ou a Glória de Deus) os seguidores receberam as leis e os preceitos da Sua Revelação, contidos em mais de cem volumes. Abdu'l-Bahá (o Servo de Bahá), filho do último e por ele indicado como o verdadeiro intérprete de sua mensagem ao mundo.

ECUMENISMO — Exatamente porque a mensagem é de um ecumenismo irrestrito e pretende implantar a unidade das nações, não em proveito de um *ismo*, seja religioso, ideológico ou político, mas fundamentado em amor, auto-sacrifício, pureza, renúncia, justiça e verdade, desde seus primeiros dias, seus profetas e seguidores foram massacrados pelos violentos e ignorantes, que, dispondo dos poderes governamentais e inspirados por sua falsa interpretação de "guerra santa", os martirizaram. O Báb foi exilado nas montanhas, depois encerrado em fortalezas e finalmente fuzilado em praça pública no estilo de alguns seguidores do Islã. Bahá'u'lláh, seu sucessor, cujo advento ele anunciara, foi encarcerado em Teerã e, em 1852, foi exilado, e na cidade-prisão de Akká viveu em cativeiro por vinte e quatro anos. Em certa fase, vinte e cinco mil seguidores foram trucidados.

O sangue dos mártires é a rega mais prodigiosa que faz a árvore de uma verdade crescer, florescer e frutificar.

CARTAS AOS ESTADISTAS — Em seu afã de profeta, Bahá'u'lláh escreveu inspiradas epístolas aos maiores estadistas e políticos de seu tempo, convocando-os para a unidade e paz da humanidade.

"Vede agora como sua luz está alvorecendo no horizonte enegrecido do mundo. A primeira vela é a unidade no reino da política... A segunda é a da unidade de pensamento nos projetos mundiais, cuja consumação dentro em breve se verificará. A terceira vela é a unidade em questão de liberdade, a qual seguramente há de ser conseguida. A quarta vela é a unidade de religião, sendo esta a pedra principal de alicerce; através do poder de Deus será revelada em todo o seu esplendor. A quinta vela é a unidade das nações — uma unidade que, neste século, será seguramente estabelecida, fazendo com que todos os povos se considerem como cidadãos de uma mesma pátria. A sexta vela é a unidade das raças; todos que habitam a terra haverão de se tornar povos de uma única raça; a sétima vela é a unidade de idioma; isto é, a escolha de um idioma universal em que todos os povos serão instruídos e poderão assim dialogar. Tudo isso há de suceder inevitavelmente desde que o poder do Reino de Deus promoverá e facilitará sua realização."

Noutra epístola, ele deixa ver seu conceito de uma "guerra santa": "Sede unidos, ó reis da terra, pois assim a tempestade da discórdia se aquietará e vossos povos encontrarão sossego... Se qualquer um de vós se armar contra o outro, levantai-vos todos contra ele, pois isto não é senão justiça manifesta."

Todo livro é um cântico, uma premonição de paz, concórdia, de amor, de tudo quanto é oposto a uma *jihad* pretendente a dominar os povos, forçando-os a uma impossível "conversão".

"SATYAGRAHA" — A guerra de que o mundo está precisando é aquela em que só se empreguem as únicas armas que podem promover a "conversão". Tais armas são: verdade e amor. Esta será a guerra que extinguirá a possibilidade de uma outra qualquer. Já existe um exemplo da possibilidade de tal guerra. Mahatma Gandhi, não dispondo de qualquer artefato da tecnologia bélica, e, ainda mais, isento da menor partícula de animosidade, de ódio, rancor, agressividade, utilizou verdade (*satya*) e amor (*ahimsa*), não para vencer um adversário, mas para conquistar a liberdade de seu povo. No mundo islâmico temos o recente exemplo do governante egípcio — Sadat — a estender a mão, numa demonstração da verdadeira "guerra santa", a guerra que gera a concórdia, a justiça, a paz.

A "guerra" de que estamos precisando é "santa" mesmo, pois dela não resultará um partido, um Estado, uma religião, uma classe, uma raça vitoriosa de um lado, e do outro, uma facção derrotada, arrasada, escravizada, humilhada, reprimida, movida de ódio, ressentimento e impulsos revanchistas. Esta guerra contra a mentira, contra a ignorância, o egoísmo, os exclusivismos, a injustiça, na qual as armas são a verdade e o amor, e inspirada por Deus (seja Ele chamado Jesus, Alah, Javeh, Krishna, Sai Baba...) é a lição que o profeta da paz — Bahá'u'lláh, desde o século passado, de sua pátria, o Irã, lançou ao mundo.

"Satyagraha", a Salvação

AS RELAÇÕES injustas entre países ricos e países pobres; aqueles oprimindo, estes oprimidos; aqueles "credores" e estes "devedores"; ... me fazem pensar que Caim continua matando Abel, num assassinato cósmico, que, se depender dos poderosos, prosseguirá até a última gota de sangue das vítimas, pois a ambição dos egoístas não arrefece nem se apieda do sofrimento de suas vítimas.

Parece que a qualquer hora, quando exangue, Abel seja totalmente destruído, o opressor escutará a voz da consciência a dizer: "E agora, maldito és, banido do solo, o qual abriu a sua boca para receber da tua mão o sangue de teu irmão... Tornar-te-ás errante e fugitivo da terra." (Gênesis 4:11)

O Caim de sempre, ávido de lucros, indiferente à fome, ao desemprego, à miséria, à enfermidade, à desgraça do sempre Abel de nossos dias, parece ignorar que o "salário do pecado é a morte", e assim prossegue seu enriquecimento à custa do empobrecimento de seu irmão. Até onde? Até quando?

O poder dos poderosos da terra é tão irreal como a fraqueza daqueles que eles esmagam. Eles pensam que podem. Os outros pensam que não podem. Assim, a grandeza suposta de uns se mantém e cresce se nutrindo da aceitação de suposta fraqueza das vítimas. No dia em que estas, despertando de um hipnotismo que dura milhares de anos, descobrirem que, por se acreditarem débeis, têm oferecido elementos aos que se supõem fortes, e, a partir daí, afastando a convicção nefasta, se erguerem contra os pseudo-senhores, a servidão acabará, e estes se aperceberão — coitados! — de que são frágeis. Ainda é hora de Abel se rebelar, se defender, e fazer Caim reconhecer sua própria fragilidade.

Os países chamados ricos deixarão de o ser quando os países chamados pobres repelirem a injustiça e, fortalecidos pela união e pelo amor à justiça, se erguerem em "guerra santa", que Deus abençoará.

O mais recente e mais perfeito exemplo da "guerra santa", isto é, da Justiça contra a injustiça, da Verdade contra a mentira, da Liberdade contra a tirania, do Amor contra a crueldade, foi dado ao mundo pelo Mahatma Gandhi. À sua "guerra santa" ele denominou "SATYAGRAHA".

Satya (do sânscrito) significa Verdade, Veracidade... *graha* significa apego, aquele apego de quem agarra para não largar. Antes de ser uma guerra política contra a Inglaterra, foi uma guerra ética contra a mentira e tudo quanto esta acarreta, inclusive o colonialismo, a exploração, o esmagamento de um povo. *Satyagraha* é o apego irrestrito à Verdade. *Satya* também significa Deus. Deus é verdade. Eis por que sua "guerra" merecia ser chamada "santa", tão "santa" quanto a intervenção enérgica de Cristo sobre os vendilhões que poluíam o templo e praticavam a iniqüidade.

No episódio, a Inglaterra, era o forte. E o era na medida em que a Índia se admitia fraca. E aí está a mentira. A mentira do poder de um lado e da fraqueza do outro. Os fatos mostraram que a Verdade era outra, David mais uma vez venceu Golias.

E foi a vitória da Verdade (considerada meta) e do Amor (tomado como o método). Numa "guerra santa" não há lugar para a violência, pois um meio impuro como a violência não pode servir à causa da Verdade. *Ahimsa* foi a ordem, foi a arma, foi a tática e a estratégia dos *satyagrahins* (dos discípulos de Gandhi). Não haveria vitória para a Verdade, se o Amor tivesse sido sacrificado na luta. Contra a armadura, a espada, a lança e principalmente a arrogância de Golias, David usou a pedra do Amor, de *ahimsa*. Golias servia Caim. David defendia Abel, nesta "santa guerra" do Mahatma.

Que são os países ricos e credores senão novos Golias, a serviço do mesmo Caim, indiferentes aos sofrimentos dos irmãos?!

Pode continuar este massacre, com o consentimento acovardado dos que "passaram o recibo" de pobreza?!

Acredito que, se todas ou a maioria das nações sacrificadas, no mesmo dia, em uníssono, se declarassem inadimplentes, o poder dos credores se evidenciaria fragílimo. Que fariam os poderosos diante desta nova rebelião de Espartaco?

Por que, assim como Gandhi, em nível nacional, pôs em prática, *sem violência e por amor à Verdade*, a "desobediência civil", sugeridas antes por Toreau e Tolstoi, os países sacrificados, em nível internacional, não se recusam a pagar suas dívidas? Um cartel, combinado e cumprido, pela maioria das nações devedoras, obrigaria os credores a reconhecer que não têm poder algum em suas mãos. Se esta bendita "desobediência" se fizer algum dia, poderá promover a já tão ansiada mudança nas relações internacionais. Acredito, mesmo, que a simples ameaça forçará Golias a depor as armas, antes de ser totalmente vencido.

Para que o modelo Gandhi seja seguido, é bom não esquecer que de forma alguma a violência pode participar desta "guerra santa", deste "SATYAGRAHA". Nem se poderá também perder de vista a Meta Maior — a Verdade, que implantará a Justiça.

A Regra Áurea

> O Amor, a benevolência, a beneficência, a compaixão foram ensinados por todos os Mestres. É a recomendação essencial de todas as religiões, de todos os tempos. É só aplicação da mesma que está faltando à humanidade ameaçada e sofredora.
>
> Hermógenes

O que quer que desejeis que vos façam os homens, fazei-o vós a eles, ensinou Jesus. Esta é a formulação positiva da Regra Áurea.

Há também a formulação negativa: *Evitai para os demais aquilo que para vós não quereis.*

Nos Vedas (dos hindus), no Corão (dos muçulmanos), no Zen Avesta (dos zoroastrinos), no Evangelho (dos cristãos), nos textos Bahá'ís, judaicos, sufis, jainas, *sikhis*... em todas as escrituras religiosas, tanto na formulação positiva como na negativa, se encontra o preceito máximo — o Amor.

Disse Vyasa, o grande sábio hindu:

Não faças aos outros o que não desejas para ti; e deseja aos outros o que desejas para ti — isto sintetiza o dharma. *Atenta bem.* (Mahabharata)

Disse Muhammad (Maomé):

A mais nobre religião está em que deves desejar para os outros aquilo de que gostas para ti mesmo; e o que sentes penoso para ti mesmo acredita que é igualmente doloroso para os outros também. (Hadis)

Um versículo da Bhagavad Gita diz o mesmo numa forma ligeiramente diferente:

Este dharma *mantém-se imutável: que eu me entristeça quando meus semelhantes possam se entristecer, e que me regozije quando eles se alegrarem.*

Firmando a Regra Áurea, diz Muhammad: *Essa é a mais nobre religião.* Cristo a valoriza como sendo o dever maior — *Tal é a toda lei e os profetas.* Vyasa diz, no Mahabharata, que *Este é todo o* dharma.

Um discípulo perguntou ao Mestre chinês: *Há uma palavra que possa servir como uma regra prática para a vida de todos?* Confúcio respondeu-lhe:

Não será reciprocidade uma tal palavra? Não faça aos outros o que para ti mesmo não queiras que façam — isto é o que esta palavra significa. Se agires assim, nem tua vida privada nem tua vida pública provocarão má vontade.

Para Buddha a palavra singela é *Samân Âtmata.* Ele apelava especialmente àqueles que estivessem prontos para entrar no *Caminho da Renúncia, Sannyasa.* Talvez seu principal propósito (como o Cristo também) era criar um grande número de Auxiliadores Espirituais Voluntários capacitados para praticar a abnegação; e a idéia de Sankaracharya parece ter sido semelhante; não obstante, alguns *vihâras, mathas,* abadias, monastérios, conventos, *khanegahs sufis*, que surgiram depois nas várias culturas religiosas, vieram, por degeneração, corporificar o oposto desta idéia, se degladiando entre si.

Outras regras Buddha deu àqueles que eram chefes de família, o *Pancha Sila* e as quatro observâncias positivas:

a) *dâna*, caridade;
b) *priva cachana*, fala gentil;
c) *artha-charya*, ganhar sustento, mas governado pelo propósito de serviço, pela intenção filantrópica em todas as atividades da vida, inclusive as econômicas... e, finalmente, o segredo de toda bondade, de toda virtude;
d) *Samân-âtmata*, que significa semelhança, igualdade, equanimidade de todas as almas; de onde a mesma visão, o mesmo sentir de não-separatividade, e daí a possibilidade e a necessidade de observar a Regra Áurea.

Outras citações:

Fazei vosso próprio ser à medida dos outros, e, assim, abstende de feri-los. (Dhamapada)

Aquele que ferir será ferido; aquele que mostra rancor encontrará rancor; do injuriar vem o ser injuriado, e àquele que é enraivecido virá a raiva. (Livros Sagrados Budistas)

Nunca extinguirás o ódio com o ódio, somente pelo amor poderá ele ser mudado em amor... Tal é a Eterna Lei. (Dhamapada)

A base filosófica da Regra Áurea é a unidade essencial dos seres: o que fere e o ferido, o amante e o amado são um só.

Aquele que vê tudo no Ser e o Ser em tudo não odeia, não teme, não desdenha, nada nem ninguém. (Uppanishadds)

A Luz da Consciência está no ser, e em todos os seres viventes. Ela brilha igualmente, portanto, dar alegria a algum ser vivo, e sentir-lhe a dor como nossa própria. Esta é a melhor adoração à Divindade... (Bhagavata).

"A Regra Áurea" nem sempre é fácil de interpretar e aplicar para os propósitos da vida diária. No entanto, ela é para a vida diária. Pode ser seguida plena e sabiamente por aqueles que se ergueram acima da personalidade, e têm deixado ir o "ego" e deixado Deus entrar. Os Mestres têm dito coisas aparentemente diferentes... Mas a inconsistência é somente aparente. O princípio oni-reconciliador é: *Diferença de circunstância faz a diferença do dever.* O coração, no entanto, deve sempre ser benevolente; sinceramente, não por profissão somente, como aquela dos horríveis inquisidores medievais, e dos cruéis hipócritas de todas as religiões; não obstante o dever possa, às vezes, requerer produzir dor no outro; como aquela de um cirurgião operando seu próprio filho. (Bhagawan Das)

Jesus disse:

Não resistais ao mau; se alguém te ferir a face direita, dálhe também a esquerda... Abençoa aqueles que vos maldizem; amai os vossos inimigos e orai pelos que vos perseguem.

Disse Buddha:

Vencei o ódio com amor.

Muhammad disse:

Recompensa o mal, vence-o com o bem.

Disse Manu:

Não sejas beligerante com aqueles que o são contigo. Aos que falam com aspereza responde com doçura.

Disse Vyasa:

Com mansidão vence o rancor; com bondade, a malícia; com generosidade vence toda mesquinhez; com a verdade pura derrota a mentira e a hipocrisia. (Mahabharata)

O Jainismo ensina:

Vencei vosso agressor pelo doce perdão; e pela humildade ponde em xeque a vaidade; pela verdade franca e honesta, enfrentai toda fraude maliciosa; e pelo contentamento pacífico, liquidai a ambição. (*Dasa-Veyaliya*)

Eles não se rejubilam se reverenciados, nem se zangam se insultados; mas só são capazes de assim o fazer, porque passaram à eterna harmonia de Deus. (Kwang Tze)

À censura e ao elogio responde da mesma forma: Contente. Compreende em silêncio cada coisa. Útil e bondoso para todos. Liberto de todas as rajadas do orgulho, do medo e do rancor. Tal é o sábio que me é querido. (Bhagavad Gita)

Se teu inimigo tem fome, dá-lhe de comer; se está sedento, dá-lhe de beber, pois assim acumularás graças sobre sua cabeça e Deus te recompensará. (Provérbios)

Aquele que é lento no irar-se é melhor que o poderoso; e aquele que governa seu espírito, do que aquele que tomou uma cidade... Uma resposta suave manda embora toda fúria, mas palavras ofensivas fazem levantar-se o furor. (Provérbios)

Aquele que impede que sua fúria dardeje com ele é o verdadeiro combatente e verdadeiro boleeiro; não aquele que, na batalha, mata muitos inimigos. (Mahabharata)

Cruza cuidadosamente as pontes difíceis de atravessar; cruza o rancor com ajuda do amor; a mentira com a ajuda da verdade. (Sama Veda)

Não pague golpe com golpe, maldição com maldição, nem pela base burle a mais miserável astúcia, mas distribua bênçãos em retribuição a pancadas... (Rig Veda)

Quem abandona o rancor alcança Deus. (Bhagavad Gita)

Não devemos vingar-nos e responder ao mau, qualquer que seja o mal que ele nos tenha feito. (Sócrates)

Podemos observar, nas principais religiões, quando verdadeiras, a confirmação de *ahimsa* como um instrumento de iluminação, redenção, libertação da alma que evolui.

"Ahimsa" no Evangelho

No capítulo 5 do Evangelho segundo Mateus, o "Sermão da Montanha", obra-prima de sabedoria eterna, Jesus assim ensina a prática da não-violência:

Felizes os mansos porque herdarão a terra. (versículo 4)

Felizes os que agem em prol da paz; eles serão chamados filhos de Deus. (versículo 9)

Ouviste o que foi dito aos antigos: "não matarás" e "quem matar, estará sujeito ao julgamento"; e quem chamar seu irmão "imbecil", estará sujeito ao tribunal; e quem o chamar "louco", estará sujeito ao vale dos gemidos de fogo (geena).

Se estiverdes, pois, apresentando tua oferenda ao altar e aí te lembrardes de que teu irmão tem alguma coisa contra ti, deixa ali tua oferenda, diante do altar, vai primeiro reconciliar-te com teu irmão e depois vem apresentar tua oferenda.

Sê benevolente depressa com teu adversário, enquanto estás no caminho com ele; para que não suceda que teu adversário te entregue ao juiz, o juiz ao oficial de justiça e sejas recolhido à prisão; em verdade te digo que não sairás dali até pagares o último centavo. (versículos 22-26)

Ouviste o que foi dito: "olho por olho, dente por dente", eu porém te digo: não resistais ao (homem) mau. Pelo contrário, se alguém te esbofeteia na face direita, vira-lhe também a outra.

A qualquer que te conduzir ao juiz para tomar tua túnica, sede-lhe também o teu manto.

Se alguém te forçar a andar mil passos, vai com ele dois mil.

Dá a quem te pede, e a quem solicita empréstimos, não voltes as costas.

Ouviste o que foi dito "amarás o teu próximo e aborrecerás o teu inimigo", eu porém vos digo: amai vossos inimigos e orai pelos que vos perseguem, a fim de serdes verdadeiramente filhos de vosso Pai que está nos céus, pois Ele faz nascer o Seu sol sobre os maus e os bons, e cair sua chuva sobre os justos e os injustos.

Por que se amardes aos que vos amam que recompensa tendes? Os coletores de impostos também não fazem o mesmo? E se saudardes somente os vossos irmãos, que fazeis de especial? Não fazem os gentios o mesmo? Sede vós, portanto, perfeito como é perfeito vosso Pai celestial. (versículos 38-48)

Em carta aos Efésios, São Paulo recomenda que, se formos tomados de assalto por um acesso de ira, mesmo que a expressemos, não deveremos que ela se prolongue. A ira é umas das emoções que mais devastam a saúde e a vida, funcionando como um dos mais insidiosos antígenos,* embora

*Antígenos são substâncias que, no interior do corpo, são capazes de provocar uma reação defensiva, com a produção de anticorpos. Esta é a definição materialista, predominante até hoje. Vírus, microrganismos vários, células cancerígenas, geram enfermidades. Mas, emoções de violências igualmente produzem doenças, funcionando como antígenos psicológicos. Está próximo o dia em que o paradigma materialista cederá lugar ao paradigma holístico.

ainda não figure nos atuais tratados de patologia, ao lado dos vírus, bactérias, células cancerígenas...

Que o sol não se ponha sobre a tua ira. (4:2)

Adiante, na mesma epístola, ensina como implantar o doce reino de *ahimsa* na comunidade dos religiosos:

Elimine-se do meio de vós tudo que é azedume, indignação, cólera, vociferação, maledicência, bem como toda espécie de maldade, sendo, antes, bondosos uns com os outros. (4:31,32)

Como Atingir a Não-Violência Social

AS CAUSAS DA VIOLÊNCIA SOCIAL — A atual violência social (grupal, institucional, política, econômica, nacional, mundial...) é devida às frustradoras tentativas anteriores de instalar a justiça ao lado da liberdade, a concorrência sem violência, o exercício do poder sem uso da opressão, e, finalmente, a coexistência e a concórdia entre os homens, os grupos e as nações. Herdamos o resultado funesto de todas as violências históricas praticadas pelos gerentes de todas as formas de poder: poder político; poder econômico; poder social; poder religioso; poder tecnológico... E todos eles, enquanto esmagavam, destruíam, invadiam territórios ou derrubavam governos, enquanto faziam suas sangrentas revoluções, sempre prometeram justiça, segurança, abastança e paz. Alguns enganaram criminosa e planejadamente. Outros o fizeram iludidos sobre o poder e as virtudes de seus instrumentos de ação — instrumentos todos violentos. Até hoje a violência é utilizada pelos poderosos que querem mais poder, e também pelos oprimidos que anseiam por vitória e vindita. A sociedade humana tem "evoluído" (será que este nome é justo?!)

cavalgando a apocalíptica besta da violência. Que poderia ser senão o que é — o reinado da brutalidade? Os fins têm a mesma qualidade dos meios. Os meios violentos, até agora em uso e ainda acreditados, só poderiam dar lugar a uma "civilização" (será justo usar este nome?!) tão troglodita quanto esta, na qual, o que distingue o *Homo sapiens* (ou *Homo insapiens*?!) moderno de seu ancestral das cavernas é a tecnologia de megatons, que os de hoje conseguiram acumular. O troglodita de ontem matava quando tinha fome, e nisto era tão digno quanto os animais. O de hoje perdeu tal dignidade, e mata por motivos outros. Aquele *usava* a natureza na qual se incluía como parte. O de hoje a *explora*, *subjuga*, *polui*, *perturba* e *destrói*. O de ontem, com o machado de sílex, podia matar uma caça e abater uma árvore. O de hoje, em poucos segundos, pode destruir todos os seres vivos. Assim, tristemente temos de reconhecer que herdamos a violência e a armamos com ogivas nucleares e raios mortíferos.

A violência, até agora acreditada e utilizada, nada fez em favor da humanidade. Somente tem espalhado o horror e a morte, e perpetuado a injustiça.

Não seria inteligente começar a desacreditar nela? Não temos bastante evidência de ser ela nefasta? Por que não passarmos a recorrer à não-violência? Gandhi não demonstrou sua eficácia? Só não conseguiu a unidade indiana, pois o fanatismo religioso (violência das piores) não o permitiu. Mas, com não-violência, ele conseguiu a independência da Índia, a qual seria impossível se houvesse sido tentada a histórica solução violenta.

OS MESTRES DE HUMANIDADE — Por compaixão, os grandes instrutores espirituais manifestaram ao homem, nas diversas escrituras santas, a lição do Amor, que é sintetizada na "Regra Áurea". Todos eles convidaram para a concórdia, para a brandura, para a fraternidade, para a unificação. E a violência dos poderosos, sentindo neles ameaça, lhes decretaram a morte: Sócrates, Jesus, Estêvão, Pedro, Gandhi, Luther King foram assassinados. Contra os outros, os poderosos do mundo assestaram os canhões da marginalização, do ostracismo, da calúnia, e do silêncio. Os Bahá'ís ainda hoje, no Irã, estão sendo exterminados.

Que podemos fazer para que a humanidade se transforme e siga a "Regra Áurea", que poderia resolver todos os problemas e até assegurar a ameaçada sobrevivência de todos nós?

OS DONOS DO PODER — Os seres humanos ainda não desconfiaram de que manipular qualquer forma de poder no mundo é uma responsabilidade imensamente estressante. A conquista do poder não tem sido isenta de violência. Assim, o poder, normalmente considerado um bem, é um tremendo encargo, que a *lei-do-karma* rege. Quando os homens começarem a merecer o apelido de "*sapiens*", começarão também a considerar o *poder* (político, econômico, social, paranormal) como um "talento" pelo qual são responsáveis diante de um tribunal rigorosíssimo e incorruptível, do qual não conseguirão escapar, nem que comprem uma galáxia distante para nela se esconderem. Quando o homem é mesmo "*sapiens*", não usa mal o poder que tem. Não o corrompe. Não se apega a ele, nem mesmo se candidata a adquiri-lo. Quando o homem souber que o poder é para ser usado em benefício da sociedade e com renúncia de si mesmo; quando vier a desconfiar que a Política é uma das mais divinas atividades humanas, pois é aquela que gera e defende o bem *comum*; quando souber que o poder é dever e missão sublime, e não um privilégio ou mordomia usado em seu próprio favor e dos "seus"; quando tal acontecer nascerá o Político autêntico, disposto a, entregue a Deus, sacrificar tudo, e mesmo a vida, em prol do bem coletivo. Quando alguém se esforça, se gasta, se estressa, se esfalfa, mobiliza tudo e todos com o fim de assumir o poder, usando os meios violentos, tácitos ou disfarçados, muito freqüentemente não está inspirado no bem da "polis", mas em seu próprio e egocêntrico interesse. O Político — servidor de Deus — pode ser levado à missão de governar; o poder a ele chegará como um amoroso sacrifício a realizar, que ele aceita, e o honrará. Isto poderá acontecer a você mesmo; depende de você se tornar, após muita renúncia e disciplina, um autêntico Servidor da Humanidade, entregue a Deus; na medida em que estiver disposto e apto à prática do Karma Yoga; desde que ame (com amor que frutifique em ação) seus contemporâneos...

Gandhi teve poder em suas mãos. Poderia manipular centenas de milhões de almas. Não realizou qualquer campanha eleitoral nem cantilenas revolucionárias. Simplesmente, amou, solidarizou-se com os oprimidos; nada reivindicou para si, ao contrário, impôs a si mesmo rigorosa disciplina ascética... Que diferença dos políticos medíocres, movidos por ambições pessoais ou grupais, lutando para galgar a posição de mando! Não admira que políticos que subiram por meios espúrios, amorais, corruptos, no exercício do poder, comprometidos com satã, martirizem o povo, esmagando-o, tendo em vista se perpetuar seu execrável mando.

A VIOLÊNCIA DOS GABINETES — O povo, nas grandes metrópoles, está com medo de assaltantes, e está disposto a linchar o primeiro deles que possa prender na prática do crime. Nas entrevistas da TV se discute pena de morte. Uns pretendem instituí-la porque o assaltante é ameaça e é a própria insegurança contra todos, e é dever do governo preservar a ordem pública e garantir a sobrevivência das pessoas. Outros se opõem a matar o criminoso, pois a sociedade, que é sempre denunciada como culpada pela fome e pela injustiça, geraria crime. Todos falam em respeito aos "Direitos Humanos". O assaltante é um ser humano, portanto detentor de direitos, que o Estado não pode ferir, mandando matar. Mas detentores de direito são também suas vítimas, que o Estado tem de proteger.

Na verdade, a violência do revólver do marginal, em geral, é precedida e gerada pela violência da caneta do homem de poder que, em proveito de si e dos "seus", assina contratos criminosos, leis inócuas, decretos corruptos, manobras lesivas, safadezas milionárias.

Quando e como terminará a violência na humanidade?

Quando o poder passar a ser manipulado por homens isentos de todas as formas de violência. São manifestações de violência: a mentira, a ambição, a corrupção, o apego e a aversão, e todas as multifárias formas de egoísmo. Como pode chegar ao poder um homem de bem que se recusa a usar a violência, seja das armas, seja a das campanhas políticas iníquas?

DEMOCRACIA — A solução está na Democracia, esta ainda desconhecida. Democracia é uma atitude espiritual antes que um regime político. Se eu não sei *desejar* e *realizar* o melhor para meu semelhante não sou um democrata, não obstante publique tratados em defesa da Democracia, embora esteja num cargo administrativo ou político no governo. Não sou um democrata se exorbito e, exibindo luxo, agrido a miséria de populações marginalizadas com as cores brilhantes de minha ostentação; não obstante um assento que possa ter numa das Casas do Congresso ou domine uma cadeia de jornais "democráticos". Ser democrata é ter *benevolência* (querer o bem) e *beneficência* (fazer o bem) aos semelhantes.

"Quando as multimilenares Leis do Manu, na Índia, estabeleciam a obrigação de *amar* e *servir*; quando Moisés, no Sinai, disse que 'não levantarás falso testemunho contra teu próximo'; quando séculos antes de Cristo, na China, Confúcio exaltou que 'não façais aos outros o que não quereis que vos façam'; quando o Príncipe Sidharta (o *Buddha*) falou aos discípulos: 'ide a todos os lugares da Terra para o bem de muitos, por compaixão pelo mundo, para benefício e felicidade dos deuses e dos homens'; quando um cameleiro, em terras áridas da Arábia, advertia: 'não pratiqueis injustiças e não sofrereis injustamente!'; quando um humilde carpinteiro da povoação de Nazaré (Palestina) doutrinava: 'Amai o próximo como a vós mesmos'; quando, dentro de você, se levantar uma onda de boa vontade para todos, um impulso generoso de servir, aí começou a verdadeira *democracia*." (*Organização Social e Política Brasileira,** do autor.)

AS CASTAS — Pessoas que se supõem conhecedoras denunciam a instituição das castas na Índia como uma tremenda injustiça e produto da ignorância. Realmente assim pode parecer, pois, mesmo alguns políticos e teóricos indianos, não lhes entendendo a base verdadeira, corromperam o conceito e o

*Publicado pela Record.

empregaram de modo ignominioso. A opressão e a marginalização dos "sem-casta" ou párias são milenares, mas sempre têm sido denunciadas por todos os sábios (*rishis*) e todos os santos (*mahatmas*), embora os manipuladores do poder, continuassem indiferentes, mantendo a injustiça. Gandhi, que se opunha a tal barbaridade, lutou o quanto pôde, em favor dos direitos dos párias, inclusive recorrendo a "jejuns até a morte", defendendo a dignidade e a igualdade daqueles que ele tanto amou chamando-os carinhosamente de *harijans*, ou "filhos de Deus".

As castas, na opinião dos que vêem superficialmente as coisas, é uma violência, mas, compreendidas "em espírito e verdade", é a solução contra a injustiça, e é a forma de manter a paz e a liberdade, e o viver em harmonia. Elas são uma decorrência natural das qualidades biopsíquicas das pessoas, e correspondem ao imperativo da "divisão do trabalho" e ao "princípio da adequação social". Assim como há pessoas que só podem produzir e servir como educadores, mentores, instrutores, pensadores, líderes espirituais (são os *brahmanes*) assim também há aqueles que só dão o melhor de si se dedicados ao comércio, à indústria, ao mundo da produção de riquezas e aos negócios (são os *vaishyas*). Há outros que nasceram para garantir as fronteiras e a ordem pública (vide página 165) e administrar o poder público (são os *kshatriyas*) e, finalmente, certas pessoas são naturalmente predestinadas a serem serviçais e trabalhar nobremente como operários (são os *shudras*).

"DHARMA" — Segundo as Leis do Manu ou *Dharma Shastra*, que instituiu o sistema social e biológico das castas, cada uma delas tem seu *dharma* específico, isto é, seu papel social, sua tarefa, seu dever próprio, e quando elas o cumprem, a sociedade vive em paz, em segurança, em progresso, finalmente, em harmonia. Os *brahmanes* instruem e inspiram. Os *kshatriyas* usam as armas para dirigir e defender a coisa pública. São os militares e os políticos. Os *vaishyas* produzem os bens necessários. Os *shudras*, formando a base da sociedade, executam as tarefas mais humildes, no entanto igualmente dignas e indispensáveis ao bem comum. Quando cada uma das castas cumpre seu *dharma*, isto é, aquilo que a verdadeira natureza de cada uma delas exige, a sociedade se estabiliza e progride. Quando ao contrário, isto é, em *adharma* (negação de *dharma*), as castas se confundem se estabelece a injustiça e a violência. Numa sociedade ideal (utópica ainda), os governantes (*kshatriyas*), usando a espada do poder político, escutam e acatam os conselhos dos sábios (*brahmanes*), usando o poder para garantir a ação eficiente da classe produtora (*vaishyas*), que dá sustento digno aos trabalhadores. Estes (*shudras*), servindo a todos, são educados pelo sábios, protegidos pelos homens do poder, e mantidos pelos produtores. Os *shudras* servem a todos, mas são servidos por todos. O importante é que cada um execute o que a Vida lhe pede que faça e que ele pode fazer bem, graças a suas naturais predisposições biopsicológicas.

"ADHARMA" — Se a sociedade vive em *adharma*, com os sábios marginalizados ou vendidos aos manipuladores do poder, com os *shudras* pretendendo assumir e exercer o poder, com os governantes e militares (*kshatriyas*) se corrompendo em ambição de enriquecer... tudo vai mal.

Não será isto o que está acontecendo no mundo agora?

Todos — operários, intelectuais, comerciantes, industriais, militares e "políticos" profissionais — se engalfinhando violentamente pelo poder político e econômico? Todos querendo acumular mais e mandar mais? Que está movendo os presidenciáveis, os deputáveis, os senadoráveis, ou milionaráveis, os colunáveis...?! O Amor?! A determinação de servir?!

Cada um de nós — conforme seu equipamento biológico e psicológico — tem um papel a cumprir, uma tarefa a desempenhar neste megassistema que é a humanidade. A violência será expurgada, e a paz e a justiça, a liberdade e a harmonia sobreviverão à Humanidade se, com abnegação, isentos de egoísmo, livres de apegos e aversão, decidirmos nos "sacrificar" pelo bem comum.

Não esperemos que o vizinho o faça antes de nós, senão tudo continuará na marcha fatal para a hecatombe, e nem ele nem nós o fará. Se desejamos a justiça, embora num mundo cruel, cultivemos a justiça. Se aspiramos pela paz, aprendamos a viver a paz. Mais nobre e eficaz é viver a não-violência do que responder a ela com a nossa violência. É preciso que alguém tome a iniciativa e cultive *ahimsa*. Se você e eu ficarmos apenas denunciando a violência, em nada melhoraremos o mundo. Se continuarmos apenas deblaterando pela regeneração dos outros, não realizaremos a nossa, e o mundo continuará carente de um homem de bem, de um "pacificador".

Vamos tentar cumprir nosso *dharma* dentro desta Humanidade em *adharma*?

O autor

José Hermógenes de Andrade, conhecido como Professor Hermógenes, foi o pioneiro em Medicina Holística no Brasil. Nascido em 1921, dedica-se ao crescimento espiritual dos seres humanos, dividindo seu tempo no trabalho na Academia Hermógenes, na publicação de livros, na produção de artigos para imprensa, na ministração de cursos, seminários e teses para congressos científicos. Foi criador do Treinamento Antiestresse, do método Yoga para Nervosos, colaborador (com yogaterapia) da 32ª Enfermaria da Santa Casa (RJ), professor de Filosofia, poeta, além de ainda exercer as atividades de conferencista e escritor. Publicou as seguintes obras, muitas são *best sellers*:

- Autoperfeição com Hatha Yoga
- Canção universal
- Cintilações (volumes 1 e 2)
- Convite à não-violência
- Dê uma chance a Deus
- O essencial da vida
- Iniciação ao yoga
- Mergulho na paz
- Saúde na terceira idade
- Saúde plena: yogaterapia
- Superação

- Viver em Deus
- Yoga: caminho para Deus
- Yoga para nervosos
- Yoga: paz com a vida

Entre as premiações e os títulos a ele concedidos pelo belo trabalho em prol da evolução da humanidade, destacamos alguns:

- Medalha de Integração Nacional de Ciências da Saúde
- Doutor em yogaterapia, concedido pelo World Development Parliament (Índia)
- Diploma d'Onore no IX Congresso Internacional de Parapsicologia, Psicotrônica e Psiquiatria (Milão, 1977)
- Cidadão da Paz, do Rio de Janeiro (1988)
- Medalha Tiradentes (Assembléia Legislativa do Rio de Janeiro, 2000), pela contribuição na área de saúde.
- Título Doutor Honoris Causa concedido pela Open Internacional University for Complementary Medicine, do Sri Lanka (Colégio Brasileiro de Cirurgiões, RJ, 2000), pela vida dedicada à saúde de seus semelhantes e pelo conjunto de sua obra literária.

Para contatos com o autor:
Academia Hermógenes
Rua Uruguaiana, 118/cobertura
Centro – Rio de Janeiro, RJ
Cep 20050-000
Tel.: (21) 2224-9189
Home page: www.profhermogenes.com.br

Este livro foi composto na tipologia Egyptian 505 Lt Bt, em corpo 11/15, impresso em papel Offset 75g/m² no Sistema Cameron da Divisão Gráfica da Distribuidora Record.